LA
PHARMACIE VERTE

Données de catalogage avant publication (Canada)

Schneider, Anny

La pharmacie verte: se soigner par les plantes

1. Phytothérapie. 2. Plantes médicinales. I. Titre.
RS164.S36 1997 615'.321 C97-940749-4

DISTRIBUTEURS EXCLUSIFS:

• Pour le Canada et
les États-Unis:
MESSAGERIES ADP*
955, rue Amherst,
Montréal, Québec
H2L 3K4
Tél.: (514) 523-1182
Télécopieur: (514) 939-0406
* Filiale de Sogides ltée

• Pour la France et
les autres pays:
INTER FORUM
Immeuble Paryseine, 3, Allée de la Seine
94854 Ivry Cedex
Tél.: 01 49 59 11 89/91
Télécopieur: 01 49 59 11 96
Commandes: Tél.: 02 38 32 71 00
Télécopieur: 02 38 32 71 28

• Pour la Suisse:
DIFFUSION: HAVAS SERVICES SUISSE
Case postale 69 - 1701 Fribourg - Suisse
Tél.: (41-26) 460-80-60
Télécopieur: (41-26) 460-80-68
Internet: www.havas.ch
Email: office@havas.ch
DISTRIBUTION: OLF SA
Z.I. 3, Corminbœuf
Case postale 1061
CH-1701 FRIBOURG
Commandes: Tél.: (41-26) 467-53-33
Télécopieur: (41-26) 467-54-66

• Pour la Belgique et le Luxembourg:
PRESSES DE BELGIQUE S.A.
Boulevard de l'Europe 117
B-1301 Wavre
Tél.: (010) 42-03-20
Télécopieur: (010) 41-20-24

Pour en savoir davantage sur nos publications,
visitez notre site: **www.edhomme.com**
Autres sites à visiter: www.edjour.com · www.edtypo.com
www.edvlb.com · www.edhexagone.com · www.edutilis.com

Dépôt légal: 3e trimestre 1997
Bibliothèque nationale du Québec

ISBN 2-7619-1393-0

LA
PHARMACIE VERTE

Se soigner par les plantes

Anny Schneider

LES ÉDITIONS DE
L'HOMME

À Zoé, ma fille chérie,
et aux hommes de ma vie, pour leur patience:
Antoine, mon père,
Stéphane, mon mari,
et Émile, mon cher fiston.

Remerciements

Je tiens à exprimer ma gratitude à tous ceux qui me soutiennent depuis longtemps dans ma démarche professionnelle et dans ma vie quotidienne.

Merci à Céline Martel pour sa confiance durable et son appui indéfectible, à Danièle Laberge pour ses enseignements si riches et sa générosité à mon égard, à mes merveilleuses amies pour leur chaleur et leur disponibilité: Danielle et Danyèle, France, Geneviève, Josée et Terry, ainsi qu'à Annick Loupias, qui a révisé le présent ouvrage, pour son enthousiasme et sa minutie.

Préface

Savez-vous ce qui se dit de mon amie herboriste, Anny Schneider, dans les milieux de la santé alternatifs du Québec? Qu'elle est une véritable encyclopédie sur deux pattes, le tout habillé d'un dynamisme exceptionnel… mignonne et drôle en plus! Si vous avez la chance de la connaître, vous savez que ce n'est en rien exagéré et qu'à toute cette science et cette intelligence s'ajoutent aussi les qualités d'un cœur amoureux de la nature. Elle est attachante et prête à partager, avec qui veut l'entendre, un vécu riche et heureux. Aussi son premier livre, rempli de conseils précieux, est attendu par tous ceux qui sont à la recherche d'un mieux-être.

En effet, le Québec est en pleine effervescence dans le domaine de la santé globale et dans tout ce qui stimule l'éveil et le cheminement vers la plénitude. Cela ne saurait se réaliser sans la nature avec laquelle nous partageons la nourriture de la terre. Car l'une des illusions les plus captieuses de l'humanité moderne consiste à croire que les solutions aux maux qui nous affligent se trouvent seulement dans l'univers des sciences et de la technologie.

Et pourtant… Que d'aide sans prétention, mais indéniablement efficace, dispense la nature, le règne végétal plus particulièrement. La plante, élément à la fois matériel et spirituel sans lequel nous ne saurions vivre, intervient avec sagacité, tant sur le plan physique que suprasensible. C'est une rencontre d'activités créatrices qui relève bien davantage de la vie que de la chimie.

La santé, en équilibre instable, est à recréer à chaque choix que nous faisons, à chaque émotion que nous vivons. Elle n'est jamais acquise pour de bon, et la maladie, loin de lui être étrangère, est son alliée la plus précieuse. Elle lui sert le plus souvent d'éveilleur et sonne le retour à une plus juste mesure. Et lorsqu'une dissonance intérieure se fait entendre — processus d'abandon, de dépérissement, de déconstruction et d'usure de la vie —, il est important d'avoir à sa portée ce mélange d'intuitions et de connaissances que nous apporte le livre de la pétillante herboriste Anny Schneider, mélange où le savoir ancestral s'unit à la nouvelle capacité de synthèse de l'humain.

Il faut avoir vu Anny se pencher humblement sur les plantes, les reconnaître, les aimer et en parler avec passion pour savoir que ce livre n'est pas qu'une théorie, mais un fruit mûri au soleil de la compassion pour l'être humain dérouté. À nous, maintenant, d'utiliser cet outil au quotidien et d'y choisir ce qui nous convient. Comme le dit si bien Goethe: «Savoir n'est pas assez: nous devons appliquer. Vouloir n'est pas assez: nous devons agir.»

Du simple fait que nous respirons, nous faisons partie et sommes partie prenante de la nature. Laissons Anny nous y guider en toute simplicité et nous faire découvrir les pouvoirs de guérison des plantes. Elle trace le chemin de l'harmonie et de l'amour.

Danièle Laberge, herboriste

Introduction

En Amérique du Nord, comme partout ailleurs en Occident, la vision de la gestion de la santé est en train de changer radicalement. Sans nier l'utilité de certaines nouvelles techniques chirurgicales et chimiothérapiques, nous mesurons maintenant plus précisément les énormes coûts économiques, humains et sociaux d'une totale prise en charge de l'individu par la société. Grâce à l'éducation et à l'information, nous devenons conscients que la santé de notre corps se gère comme une bonne terre dont nous sommes les propriétaires et les cultivateurs.

De plus en plus menacée par une technologie destructive, la nature revient paradoxalement à la mode: les amateurs d'activités de plein air et les jardiniers du dimanche renouent avec ses multiples bienfaits. Le bien-être physique est enfin reconnu comme une des meilleures garanties contre la maladie, mais il dépend de l'air que nous respirons, de l'eau que nous buvons, des aliments que nous absorbons et des relations que nous entretenons. Nous sommes libres et responsables; à nous de choisir le chemin d'une vie lumineuse et signifiante où les rôles de l'esprit et du corps sont en équilibre.

La naturothérapie est là pour nous aider de multiples façons. Chacun peut y puiser un ou des outils de mieux-être, mais trois voies sont essentielles: la diététique, la phytothérapie et la vitaminothérapie. Je suis intimement persuadée que la nature, mère généreuse, a aidé à mon développement durant mes 15 premières années de vie. Mon père m'entraînait dans les bois pour faire la cueillette de champignons, de fruits sauvages et de plantes médicinales que nous utilisions quotidiennement. C'est à ce moment qu'est née ma vocation de naturothérapeute. J'ai par la suite étudié et rencontré des experts. Mon choix ferme et inébranlable était de m'occuper de mes semblables et de la nature.

Riche des connaissances traditionnelles reçues de mes proches et de mes modèles, j'ai pendant des années préconisé l'utilisation des plantes pour drainer, soigner ou nourrir des tissus abîmés, et j'ai donné des conseils à ceux qui voulaient bien les entendre. En même temps, je poursuivais des études approfondies à l'Académie de phytothérapie du Canada à Montréal. J'ai étudié et compris le fonctionnement des organes et les liens entre les maladies et la nourriture ou les comportements. J'ai constaté qu'une diététique intelligente et personnalisée peut rétablir la santé, l'ayant moi-même expérimentée au cours de deux grossesses tardives.

Mais un menu parfait est parfois insuffisant pour nous remettre sur pied. Je me suis donc penchée sur les multiples effets des vitamines et des minéraux concentrés et sur leur utilité. J'ai réalisé qu'ils sont des remèdes efficaces pour les carences et les déséquilibres chroniques.

Je vous transmets ici le fruit de nombreuses années d'études, de réflexions et d'expériences en pratique naturopathique et vous offre un guide pour connaître, apprivoiser et utiliser vous-même les plantes et ainsi, mieux gérer votre capital santé.

Puisse la nature vous être bienfaisante et salutaire!

Avertissement

Les conseils répertoriés ici ne remplacent aucunement ceux d'un professionnel de la santé, seul praticien habilité à faire un diagnostic précis et à prescrire des analyses ou des examens plus poussés. Ils sont complémentaires et parallèles et sont basés sur l'expérience de naturopathes du monde entier.

Au moment de choisir des produits naturels, pour des raisons de prudence et de sécurité, interrogez toujours le conseiller présent sur place et suivez ses indications ou celles qui sont inscrites sur l'emballage.

Enfin, pour approfondir vos connaissances, reportez-vous à la bibliographie qui comprend les ouvrages reconnus et essentiels.

Première partie

La *phytothérapie ou le traitement des maladies par les plantes*

❦ ❦ ❦

«Le seigneur a fait produire à la terre ses remèdes
et l'homme sensé ne les dédaigne pas.»

ECCLÉSIASTE, 38,4

Histoire de la phytothérapie

Depuis sa création, l'homme s'est nourri et soigné avec des plantes sauvages. Il a imité les animaux herbivores et herboristes sans le savoir, grâce à un instinct généralement plus juste que la raison. Pour ne citer que quelques exemples, au printemps, les chiens se purgent avec du chiendent, les vaches avec des pissenlits et les chats aiment l'ivresse provoquée par l'absorption de la cataire.

Mais certains individus, quelle que soit la civilisation, sont plus prédisposés que d'autres à soigner leurs semblables, empruntant des chemins non traditionnels; ils emploient des méthodes héritées d'un proche ou d'un maître et remettent de l'ordre entre le corps et l'esprit des êtres souffrants, avec des moyens et des médicaments tirés de la nature. Leurs premiers pas nous ramènent à des temps reculés...

Grâce à des fouilles archéologiques, on a retrouvé, près de quelques grottes, des semences de plantes médicinales sans doute cultivées, sinon stockées, car trop nombreuses pour être là fortuitement. Les plus anciennes traces révélant l'existence d'herboristes datent de 3100 av. J.-C. On trouva en effet, près de Ninive en Mésopotamie, 1 000 tablettes d'argile où étaient répertoriés les premiers écrits. À cette époque, on connaît déjà les effets de l'anis pour les problèmes d'estomac, de la réglisse pour les poumons et du pavot pour la diminution de la douleur. Les prêtres guérisseurs découvrent la distillation et fabriquent les premières huiles essentielles. Vers 3300 av. J.-C., les premiers pharaons d'Égypte s'entourent de puissants guérisseurs. L'un d'eux, He-Sy-Rê, utilise de nouveaux traitements: les pansements à la myrrhe (résine) et les cataplasmes à la lie de vin et au genièvre sur les plaies, l'argile blanche ou Kaolin du Nil pour de nombreux usages, sans oublier la propolis (gomme rougeâtre recueillie par les abeilles sur les écorces des aulnes, des frênes, des saules et des érables) comme antibiotique et principal ingrédient de la pâte servant à momifier — on s'en sert encore aujourd'hui contre diverses infections.

À la même époque, en Chine, l'empereur Fu-Shi s'entoure d'un mage en chef, d'un diététiste, d'un herboriste et d'un préposé aux blessures, aux femmes et aux enfants — dans cet ordre d'importance! En même temps, outre les fondements spirituels du taoïsme, on établit les lois des méridiens régissant la pratique de l'acupuncture et on découvre les aliments remèdes: algues, tofu, prunes fermentées. On utilise quotidiennement du basilic, de la cannelle, du curcuma et du ginseng, apprêtés de différentes façons, ainsi que de la bile d'ours, des cornes de rhinocéros et de la poudre de serpent, toujours populaires de nos jours.

En 1500 av. J.-C., en Inde ayur-védique, les prières et les vedas (textes sacrés) aidaient à conjurer les maladies. Côté pratique, se rajoutait l'utilisation d'épices fortes, le curry par exemple, comme antiseptique, pour la conservation alimentaire ou encore comme traitement prophylactique pour prévenir les maladies dues à l'humidité. Le gingembre, la myrrhe, l'opium et le santal étaient abondamment employés comme remèdes naturels: le gingembre est antiputride, la myrrhe, antiseptique, l'opium, antidiarrhéique et le santal, antiseptique et diurétique.

Bien plus tard, en 440 av. J.-C., le grec Hippocrate, qui a écrit le fameux *Serment* — celui qui est encore prêté de nos jours par les médecins —, se servira énormément des plantes médicinales. Son élève, Dioscoride, écrira un traité majeur sur la matière médicale qui contient la description et la classification de 500 plantes médicinales avec leurs effets et leur préparation: le cèdre, le fenouil, la guimauve, la chicorée, le noyer, le pin, le thym, la vigne et le vinaigre de cidre en sont les vedettes.

Dans la Rome antique, au IIe siècle, Galien, médecin grec immigrant dont l'influence fut considérable jusqu'au XVIIe siècle, prouve que les vaisseaux sanguins contiennent du sang, et non pas de l'air, et fabrique des thériaques[1] célèbres, comme celle de Venise contenant près de 80 plantes. L'élixir du Suédois,

---

1. Préparation pharmaceutique de consistance molle, formée de poudres mélangées à du sirop, du miel et des pulpes végétales.

en vogue à notre époque, en est, avec ses 18 composantes, un modeste vestige. L'aloès, le basilic, l'olivier, la sauge et le romarin sont alors omniprésents dans les recettes culinaires et médicamenteuses.

Des premiers siècles de notre ère en Europe ne subsistent que peu de traces écrites des pratiques herboristes. On sait cependant que les sages-femmes, les druides et les mages soignaient les malades avec des herbes traditionnelles comme l'ail, le gui, la consoude, le pissenlit et la prêle; puis se sont ajoutées celles apportées et utilisées par les voyageurs et les barbares venus de l'Est ou de la Méditerranée.

C'est aux Nestoriens, des moines syriens exilés aux Indes vers le IVe siècle, que nous devons les premiers écrits relatifs aux pratiques médicinales chrétiennes; ils apparaissent comme une compilation des recettes célèbres et des découvertes faites par les civilisations précédentes.

Au IXe siècle, Charlemagne, roi des Francs et empereur d'Occident, est responsable de la fulgurante expansion de l'utilisation des plantes médicinales. Par des ordonnances, il recommande à ses sujets de prendre en main l'harmonie et la propreté du royaume. Cette harmonie dans la vie quotidienne passait par l'autosuffisance et la santé. Les plantes étaient — et sont toujours — les meilleurs remèdes et les meilleures sources alimentaires. Il préconise donc la culture de 1 000 plantes alimentaires et médicinales. De nouvelles espèces très précieuses comme la pomme de terre, le tournesol et le sésame, ainsi que de nombreuses plantes aromatiques telles que l'aneth, le laurier, le fenouil, l'hysope, la lavande, le thym et bien d'autres apparaissent ainsi. À cette époque, les épices exotiques étaient très prisées: une livre de gingembre s'échangeait contre un esclave en bonne santé!

En 1060, Hildegarde de Bingen, une abbesse allemande clairvoyante et guérisseuse, se fait connaître par ses talents et surtout par son ouvrage médical *Le jardin des délices* consacré aux plantes et à leurs vertus. L'intérêt actuel pour le Moyen Âge la propulse de nouveau à l'avant-scène de la naturopathie en raison, non seulement de ses paroles de sagesse, mais aussi de la justesse de ses recommandations thérapeutiques.

Les siècles médiévaux sont des temps de guerres et de persécutions envers les hérétiques, qu'ils soient femmes guérisseurs, juifs ou protestants.

Au XVIᵉ siècle, des alchimistes guérisseurs encore célèbres utilisèrent largement les plantes, les poisons et les pierres pour soulager leurs semblables: Culpeper en Angleterre, astrologue et herboriste; Nostradamus en France, astrologue et médecin de Charles IX et de Catherine de Médicis; Paracelse en Suisse, alchimiste et médecin. Ils ont tous marqué l'histoire par des théories: les *Signatures* de Paracelse, *L'Herbier* de Culpeper et les *Centuries astrologiques* de Nostradamus, sans oublier les livres de recettes de ce dernier. Les exécutions pour sorcellerie se termineront au XVIIᵉ siècle, nommé le Siècle des lumières, alors que la raison et la science prennent le haut du pavé.

Les sages-femmes et les guérisseurs continuent toutefois de soulager les souffrances au moyen d'herbes et de plantes locales: le médecin n'est généralement pas proche et ses soins sont réservés aux nantis.

En 1535, les Amérindiens ont été les premiers à enseigner les pouvoirs des plantes aux premiers colons qui foulèrent le sol du Canada. Ils apprirent à Jacques Cartier à soigner le scorbut avec le cèdre. Puis ce fut au tour des guérisseuses françaises de parfaire cet apprentissage, suivies enfin par les Sœurs hospitalières qui se servaient principalement de plantes médicinales, et ce jusqu'au début du XXᵉ siècle, comme en attestent leurs traités cliniques. Les Amérindiens sont restés les véritables experts de la phytothérapie: ils ont retenu les conseils de leurs aînés et ils font rarement appel à la médecine des «sorciers blancs».

Bien plus tard, les années soixante et le mouvement social du *Flower Power* engendrent un important retour vers la nature et un nouveau modèle de société fonctionnant en autarcie. Les enfants gâtés de l'ère industrielle choisissent de se compliquer la vie en produisant tout ce dont ils ont besoin. Il y eut beaucoup d'échecs et d'abandons, mais des traces importantes ont subsisté; en Europe comme en Amérique, les partis «verts» se multiplient et prônent le respect de la nature et l'importance d'un sol sain pour produire une nourriture saine.

Dans ce désir de se réapproprier son corps et son environnement, l'utilisation des plantes médicinales pour se soigner et améliorer sa qualité de vie est un élément incontournable. En France, Yves Rocher et Maurice Mességué ont saisi l'occasion d'en faire un commerce très lucratif et la chanteuse Rika Zaraï a écrit un livre très populaire sur la façon de se soigner par les plantes. Cette popularité et ces succès ont poussé les pharmaciens à mettre en vente davantage de produits à base d'herbes.

Les autres spécialistes en traitement par les plantes sont de véritables passionnés, autodidactes ou formés en Europe ou aux États-Unis par les maîtres herboristes. Ce sont surtout des femmes aux talents multiples: jardinières, enseignantes, écrivains et thérapeutes de grande valeur. À la fin du chapitre, je vous donne une foule de renseignements et d'adresses mais, en premier lieu, vous trouverez le nom de personnalités très importantes dans le domaine herboriste au Québec.

Pour ma part, je suis persuadée que les plantes médicinales de qualité, bien sélectionnées et correctement préparées, peuvent guérir presque toutes les maladies, sauf celles de l'esprit qui font partie d'un domaine médical plus particulier. Des plantes cueillies au bon moment dans un environnement sain (macérées, bouillies ou fraîchement écrasées et appliquées localement) peuvent faire des merveilles. Par exemple, j'ai soigné en deux jours un impétigo suintant chez mon fils de deux ans avec un cataplasme de bardane, de consoude et de plantain haché, appliqué trois fois par jour, et le lendemain nous prenions l'avion sans souci de contaminer qui que ce soit. Je peux vous citer d'autres cas. Les feuilles de consoude broyées et posées sur une plaie profonde et saignante ont soudé les chairs en quelques minutes. Une tisane de cataire a arrêté net de terribles accès de coliques chez un bébé de trois mois. De telles guérisons, j'en ai vu des centaines parmi mes proches et parmi ceux qui font confiance à cette science millénaire qu'est la phytothérapie. C'est sans parler des traitements prolongés contre les pathologies chroniques! Les chiffres le prouvent, la phytothérapie se vend bien, en France et dans les pays frontaliers. Chaque pharmacien a son «apothicaire» — armoire en bois pour les herbes, dans le langage des initiés — qui contient la cinquantaine de plantes autorisées, mais malheureusement, comme dans la plupart des magasins d'aliments naturels d'ici, les herbes sont rarement fraîches. Des plantes de 3 ou 4 ans guérissent difficilement les malades — qui ne connaissent pas les critères de base à respecter pour avoir une herbe de qualité — et ne servent qu'à engraisser des dealers homologués. Les plantes devraient être conservées dans des bocaux ou des sacs bruns, à l'abri de l'air et de la lumière. Elles devraient être entières, avoir une texture ferme, garder, ou presque, la couleur et l'odeur de la plante vivante, si possible, être cueillies dans un endroit exempt de déchets et de pesticides, et être certifiées biologiques. De plus, les dates de cueillette et de péremption devraient être indiquées. À part les deux herboristes citées plus loin, peu de personnes au Québec offrent pour l'instant ces garanties-là. De plus, les quantités produites sont insuffisantes.

Il y a deux façons de se procurer des herbes de qualité avec certitude: les identifier et les cueillir dans des lieux préservés de la pollution animale et humaine ou les cultiver soi-même de la manière la plus écologique possible, ce que font de plus en plus de jeunes producteurs. Quand il s'agit de sous-produits à base de plantes, concentrés et pratiques comme les gélules, les comprimés et les teintures, aucune garantie de qualité n'est possible, sauf lorsqu'ils portent la mention «Certifié biologique», un critère de fiabilité, ainsi que le sigle Demeter ou la mention Organic Crop Improvement Association (OCIA), des normes internationalement reconnues.

Si vous décidez de cueillir les plantes vous-même, n'oubliez pas que la nature ne vous appartient pas. Limitez-vous aux espèces les plus répandues et à celles que vous connaissez — pas plus d'un plant sur 10 — en évitant les lieux pollués. Par la suite, faites-en de la teinture-mère (cette technique d'utilisation est expliquée au chapitre suivant).

Les plantes médicinales

Les techniques d'utilisation

L'infusion

C'est la méthode la plus facile pour obtenir les bienfaits des plantes médicinales. Elle se prépare de la même façon que le thé. Elle nécessite des plantes séchées, particulièrement les feuilles et les fleurs.

Verser de l'eau frémissante (pour mieux conserver les huiles de la plante) sur des feuilles ou des fleurs séchées. Laisser tremper quelques minutes avant de filtrer. Quantité: 1 cuillère à thé d'une plante séchée par tasse d'eau.

Il est préférable d'utiliser une théière en terre cuite et un tamis en osier. Évitez d'employer des sachets, car ils sont souvent éventés et constitués de plantes de piètre qualité.

§ Utile contre les malaises bénins, digestifs et nerveux en particulier.

La décoction

La décoction est la manière la plus efficace pour bénéficier de l'effet curatif des plantes fraîches: elle permet d'extraire plus de principes actifs et de consommer les plantes les plus coriaces. On profite au maximum de leurs vertus, tout en ayant la possibilité de les combiner à d'autres espèces pour en rehausser le goût.

Placer la plante fraîchement cueillie dans de l'eau qu'on amène à ébullition à peine quelques secondes, puis laisser macérer quelques minutes avant de filtrer le mélange. Quantité: 1 cuillère à soupe de plante fraîche par tasse. On utilise parfois une décoction et une macération prolongée à feu doux d'écorces et de racines pour un usage externe.

🍂 Pour soigner les ulcérations et les plaies longues à guérir et bien des maladies chroniques internes.

Le cataplasme

Ce procédé nécessite des plantes entières et peut être utilisé chaud ou froid. C'est l'application directe sur la peau de plantes fraîches, en poudre ou séchées.

Prendre des feuilles ébouillantées, macérées ou pilées et disposez-les sur la partie du corps affectée sous un linge fin qui sert à faire tenir le mélange en place.

🍂 Idéal contre les engorgements, les kystes et les durcissements pathologiques des tissus ainsi que pour les hémorragies.

La compresse

La technique est identique à celle du cataplasme mais, à la place des feuilles, on utilise des extraits de plantes, plus ou moins dilués.

Faire tremper un morceau de tissu dans un extrait de plantes chaud, le tordre pour enlever l'excédent de liquide et l'appliquer sur la partie du corps affectée.

🍂 Utilisée en cas de névralgies, de migraines et d'infections bénignes des muqueuses ou des yeux.

La teinture-mère

C'est une des meilleures façons d'utiliser les plantes; les qualités sont mises en valeur au maximum et seules de petites quantités de végétaux sont nécessaires. En plus d'être efficace, cette technique est écologique. Elle est malheureusement trop méconnue.

Faire macérer des plantes fraîches ou séchées, broyées finement, dans un liquide fort: de l'alcool, du vin, du vinaigre de cidre. Laisser reposer ce mélange pendant un mois à l'abri de la lumière et dans un bocal en verre avant de le filtrer.

La concentration varie de 25 % à 50 % de plantes pour 100 % d'alcool. Suivant le pourcentage, la posologie varie de 5 à 21 gouttes, 3 fois par jour, dans de l'eau ou du jus.

🍂 Pour toutes les pathologies, surtout pour les traitements internes.

Le médicament en gélule ou en capsule

Ce traitement peut être efficace et pratique, mais sa qualité est variable et incontrôlable. Il est important, là encore, de choisir les médicaments qui sont datés et biologiques. À laisser aux inconditionnels des pilules et aux gens pressés.

L'huile essentielle

L'huile essentielle de plantes est employée en aromathérapie, soit l'utilisation médicale des huiles aromatiques. Très concentrée et puissante, elle est dosée à la goutte près, avec précaution, et suivant un mode d'emploi adéquat. Les spécialistes, qui ne manquent pas au Québec, doivent être consultés ou lus.

L'huile médicinale

Elle est constituée de plantes séchées, macérées pendant un mois, filtrées et mélangées à de l'huile végétale de bonne qualité. Par exemple, des feuilles de menthe et de thé des bois macérées dans de l'huile d'olive et de ricin donnent une excellente huile traitante pour les douleurs arthritiques et musculaires.

Le jus et la purée d'herbes

Ils s'obtiennent en broyant les plantes fraîches à l'aide d'un robot culinaire ou d'un presse-fruits. On dilue généralement le jus très concentré dans de l'eau.

Exemple liquide: un jus de persil, de betteraves et de carottes.

Exemple solide: le pesto au basilic et à l'ail qui est une pâte à base de feuilles de basilic, d'huile d'olive, de pignons et d'ail.

Le jus et la purée d'herbes peuvent se consommer ou s'utiliser sous forme de compresse ou de cataplasme.

§ Idéal pour cuisiner sainement, pour faire certaines cures et pour certains usages externes très précis, comme pour les brûlures ou l'eczéma suintant.

Le bolus ou le pessaire

C'est un aggloméré semi-solide que l'on insère dans l'anus ou le vagin pour une action locale plus puissante.

Par exemple, pour une vaginite à champignons, mélanger de la poudre d'orme et de l'argile blanche qu'on imbibe d'une petite quantité de tisane ou de teinture diluée de noyer noir et de scrofulaire. Puis, on colle la pâte autour d'un fil de coton ou de soie. Insérer ce suppositoire dans le vagin. Le changer chaque jour pendant une semaine, puis faire une douche vaginale. Ça colle, mais c'est efficace! N'oubliez pas de conserver ce mélange au frais.

♋ En plus de soigner les vaginites, il sert à soulager les hémorroïdes saignantes (bolus d'argile, de poudre d'orme et de décoction de chêne inséré avec de l'huile d'olive).

L'onguent

L'onguent ou pommade ne contient plus de pomme, comme autrefois. Il est fait de plantes réduites en poudre, macérées ou mijotées, et mélangées à un corps gras qui fige facilement.

Combiner du gras de porc, d'oie ou d'ours, de la lanoline de mouton, du beurre de cacao ou de coco avec un agent naturel de conservation comme de la teinture de myrrhe ou de benjoin.

♋ Pratique à utiliser pour toutes les affections de la peau.

Le cérat

C'est une pommade épaisse constituée d'un mélange d'huile médicinale cuite au bain-marie avec de la cire d'abeille pour lui donner une certaine consistance, une couleur chaude et une odeur agréable. On peut y ajouter des huiles essentielles ou des poudres de plantes.

♋ Sert de produit cosmétique traitant et hydratant contre la peau sèche, les engelures, les hémorroïdes et les brûlures.

L'élixir de fleurs

Je pourrais consacrer un chapitre entier à ce produit, car il est passionnant. Cette eau de fleurs, où est capturé leur esprit, est faite d'une infusion solaire de fleurs cueillies à leur plus beau stade d'épanouissement.

Faire flotter les fleurs dans de l'eau pure dans une jatte en cristal pendant 2 à 3 heures au moment où le soleil est à son zénith. Ensuite, les filtrer et les diluer jusqu'à 100 fois leur volume. Enfin, stabiliser ce mélange avec un agent conservateur comme le cognac ou le gin.

On peut faire ce remède magique avec toutes les fleurs d'ici; il nous trans-fuse jusqu'à l'âme les plus belles qualités des fleurs. Bonne nouvelle: les élixirs floraux du Québec sont exceptionnels. Documentez-vous plus à leur sujet et servez-vous-en; ce sont de véritables harmonisants de l'âme, de la psychothé-rapie en bouteille!

Les effets et les propriétés des plantes médicinales

Les plantes médicinales citées ici sont les plus efficaces et les plus utilisées par les herboristes et les phytothérapeutes occidentaux. Si vous les choisissez et les utilisez avec discernement, vous serez surpris de leurs bienfaits.

Je tiens à faire ici la distinction entre les termes herboriste et phytothérapeute.

Un herboriste connaît, cultive, cueille et transforme les plantes pour en faire un remède adéquat, alors que le phytothérapeute conseille et explique comment utiliser les plantes, sans les connaître autant.

Les plantes qui poussent à l'état sauvage au Québec seront écrites en caractère gras.

L'utilisation d'une seule plante vous fera découvrir sa saveur et bénéficier de ses vertus. Si toutefois vous désirez en utiliser plusieurs, commencez seulement avec trois sortes à la fois.

Les effets et les propriétés des plantes médicinales

Antidiarrhéiques et astringentes	Pectorales	Laxatives	Digestives	Calmantes
Anis	Ail	Boldo	Angélique	Aubépine
Chêne	**Aunée**	**Bourdaine**	Anis	**Cataire**
Fraisier	Échinacée	**Camomille**	Basilic	Coriandre
Framboisier	**Lierre terrestre**	**Liseron**	Citron	**Gaillet**
Guimauve	Marrube	**Mauve**	Carvi, cumin	**Lobélie**
Mûrier	**Molène**	**Menthe**	Cerfeuil	Marjolaine
Orme	Raifort	**Nerprun**	Chardon Marie	Mélisse
Pin	**Sapin**	**Pissenlit**	Estragon	**Millepertuis**
Potentille	Thym	Rhubarbe	Gentiane	Moutarde
Renouée	**Tussilage**	Romarin	**Menthe**	Oranger
Salicaire		Séné	Réglisse	Passiflore
Sauge		**Tremble**	Romarin	**Scutellaire**
Savoyane			Sarriette	**Tilleul**

Toniques immunitaires	Stimulantes cérébrales	Stimulantes sexuelles	Diurétiques
Achillée	**Algues**	Basilic	Asperge
Ail	**Aulne**	Cayenne	**Bouleau**
Aunée	Basilic	Coriandre	**Busserole**
Chélidoine	Cayenne	Curcuma	Cassis
Échinacée	Ginkgo	Gingembre	**Cerisier**
Gingembre	**Ginseng**	**Ginseng**	Courge
Hydraste	Gotu kola	Gotu kola	**Épinette**
Lierre terrestre	Luzerne	**Menthe**	**Gaillet**
Ortie	Mélisse	Muscade	**Genièvre**
Raifort	**Menthe**	Rose	Maïs
Sapin	Pervenche	Romarin	**Piloselle**
Sauge	Sauge	**Salsepareille**	**Pissenlit**
Thym	Soya	Sarriette	**Prêle**
		Vanille	**Reine-des-prés**
		Verveine	**Sureau**
		Ylang-Ylang	**Verge d'or**

Que les herboristes amateurs et professionnels ainsi que les plantes elles-mêmes me pardonnent si j'en ai oublié. La richesse des jardins, des potagers et de la nature est telle que je ne peux toutes les citer ici.

Les vitamines dans les plantes médicinales

Les plantes médicinales, fraîches ou en teinture-mère, contiennent des vitamines très assimilables, souvent plusieurs en synergie, parfois même avec des minéraux dont elles augmentent largement l'absorption intestinale. Présents en quantité minime, ces vitamines et minéraux servent de catalyseurs pour ceux qui sont présents dans les aliments ingérés. Les quantités et les fonctions précises de ces éléments seront largement explicitées dans le chapitre concernant la vitaminothérapie. Je vous donne ici une liste des vitamines et des plantes dans lesquelles on les retrouve.

Pro-vitamine A[2]	Ail, busserole, cataire, cayenne, citronnelle, consoude, cresson, églantier, euphraise, fenugrec, framboisier, mauve, menthe, orme, palmier nain, persil, pissenlit, safran, scutellaire.
	๑ Régénère les muqueuses, la peau et les yeux.
Vitamine B1	Bardane, épine-vinette, framboisier, ginseng, goémon, grande camomille, luzerne, menthe, papaye, persil, petit houx, pissenlit, sauge, spiruline, varech.
	๑ Produit et utilise des cellules nouvelles à partir des glucides et des protéines. Sert d'insectifuge.
Vitamine B2	Algues, épine-vinette, ginseng, houblon, luzerne, menthe, papaye, persil, pissenlit, safran, sauge, varech.
	๑ Stimule le système immunitaire, est cicatrisante et rajeunissante (ou antioxydante).
Vitamine B3	Bardane, épine-vinette, euphraise, fenugrec, framboisier, gotu kola, goémon, luzerne, menthe, houblon, pissenlit, prêle, salsepareille, sauge, spiruline, varech.
	๑ Est antitoxique, antiacide, euphorisante.

2. Les végétaux ont de la pro-vitamine A qui est transformée dans l'intestin ou le foie en vitamine A pure (seuls les produits animaux contiennent de la vitamine A pure). Elle est cependant distribuée plus difficilement dans les muqueuses, la peau et les yeux. Les carotènes et autres pro-vitamines A sont de meilleurs régénérateurs tissulaires.

| Vitamine B5 | Épine-vinette, ginseng, menthe, papaye, persil, orme, spiruline, varech. |
| | ♄ Retarde la chute des cheveux. Est énergisante. |

| Vitamine B6 | Grande camomille, luzerne, menthe, houblon, papaye, persil, salsepareille, spiruline, varech. |
| | ♄ Combat la douleur et la stérilité. Est antihistaminique. |

| Vitamine B12 | Consoude, ginseng, luzerne, pissenlit, spiruline, varech. |
| | ♄ Entre dans la formation des globules rouges. Est antiulcéreuse et énergisante. |

| Vitamine BC (acide folique) | Bardane, chou, consoude, menthe, persil, plantain, spiruline. |
| | ♄ Combat la stérilité. Est antianémique. |

| Biotine, choline et inositol | Agrumes, avoine, boldo, chardon Marie, épine-vinette, luzerne, sésame. |
| | ♄ Nettoient les cellules des mauvais gras et régénèrent la myéline ou enveloppe des fibres nerveuses. |

| Vitamine C | Ail, bardane, cataire, cayenne, cresson, épine-vinette, genièvre, houblon, menthe, oxalide, oseille, pissenlit, prêle, raifort, stellaire, trèfle, petits fruits rouges et leurs feuilles. |
| | ♄ Est stimulante pour le système immunitaire, antibiotique, antioxydante, cicatrisante. |

| Vitamine D | Cresson, euphraise, fenugrec, luzerne. |
| | ♄ Aide le cholestérol à se transformer en vitamine D3 servant à l'absorption du calcium et du phosphore. Régénère les os. |

| Vitamine E | Actée bleue, angélique, ginseng, goémon, houblon, luzerne, pissenlit, réglisse, salsepareille, stellaire, varech. |
| | ♄ Hydrate et répare la peau. Contribue à l'oxygénation du sang. |

Les minéraux et les oligoéléments dans les plantes médicinales

Les plantes médicinales sont très riches en minéraux et en oligoéléments qui rendent plus efficace l'assimilation de ceux qui sont contenus dans les aliments et dans les suppléments consommés en même temps.

Minéraux

Calcium	Actée bleue, avoine, bourse-à-pasteur, camomille, chiendent, fenouil, fraisier, framboisier, luzerne, ortie, patience, persil, pissenlit, plantain, prêle. ⚕ Normalise l'influx neuromusculaire, sert à la formation et à la régénération osseuse. Est un calmant naturel.
Fer	Algues, bardane, cayenne, consoude, églantier, framboisier, ortie, persil, pissenlit, saule, thé des bois. ⚕ Participe à la formation des globules rouges. Tonifie le système immunitaire et musculaire.
Magnésium	Avoine, chicorée, consoude, coriandre, framboisier, mauve, menthe, molène, mouron, papaye, prêle, réglisse, scutellaire, valériane. ⚕ Est un cofacteur[3] du calcium, sert de laxatif et de relaxant pour les muscles lisses.
Manganèse	Algues, busserole, cataire, framboisier, gingembre, mouron, myrtille, noyer noir, spiruline. ⚕ Tonifie le corps dans son ensemble, régularise le système neuroglandulaire.
Phosphore	Ail, avoine, chiendent, consoude, fenouil, luzerne, myrtille, prêle, stellaire. ⚕ Est un cofacteur osseux. Énergise le système cellulaire et cérébral.
Potassium	Ail, bardane, chicorée, gingembre, goémon, houblon, lichen, persil, pissenlit, prêle, réglisse, safran, salsepareille, sauge, scutellaire. ⚕ Est antispasmodique, diurétique et hydratant naturel des tissus.

---

3. Allié, catalyseur, partenaire dans une fonction précise: dans ce cas-ci, le magnésium aide le calcium dans la régulation des influx neuromusculaires et dans la régénération osseuse.

Sodium	Anis, bardane, buchu, églantier, gotu kola, menthe, persil, pissen-lit, réglisse.

Sodium

Anis, bardane, buchu, églantier, gotu kola, menthe, persil, pissen-lit, réglisse.

ৡ Combat la déshydratation cellulaire. Est antiacide.

Zinc

Ail, cayenne, citrouille, échinacée, euphraise, gotu kola, luzerne, myrtille, petit houx, psyllium, spiruline.

ৡ Stimule le système immunitaire. Est cicatrisant et antihistaminique.

Oligoéléments

Chrome

Bleuet, épine-vinette, fenugrec, maté, varech.

ৡ Régularise l'appétit et le taux de sucre dans le sang.

Fluor

Algues, armoise, conifères, houblon, luzerne, noyer noir, thé vert.

ৡ Durcit les cartilages, les dents et les os. Est un antiseptique.

Sélénium

Ail, algues, aloès, aubépine, cataire, chardon, framboisier, ginseng, mauve, menthe, noyer noir, pau d'arco (lapacho ou taheebo), prêle, petits fruits rouges.

ৡ Est un antioxydant.

Silice

Avoine, barbe de maïs, bardane, chiendent, échinacée, hydraste, luzerne, ortie, prêle.

ৡ Régénère les tissus et les os. Est anti-inflammatoire.

Les plantes sauvages comestibles au Québec

Dans ce tableau, j'ai regroupé tous les aspects intéressants des plantes sauvages, du nom latin à des idées de recettes en passant par les propriétés médicinales et le moment idéal de la récolte.

Mais avant tout, souvenez-vous que le discernement et le respect de la nature pour les générations futures sont les qualités essentielles à cultiver!

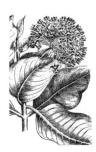

Nom commun	Nom latin	Parties utilisées	Mois de récolte
Asclépiade	Asclepias Syriaca	Tiges, boutons floraux, fleurs, jeunes fruits	Fin de mai à septembre

Propriétés médicinales	Composition	Idées de recettes
Dépurative sanguine, diurétique, virucide	Glucides, lactose, vitamines, minéraux	Salades de fleurs et de boutons floraux, tige cuite à la vapeur, fruit cuit à l'étouffée

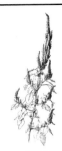

Nom commun
Amarante

Nom latin
Amaranthus

Parties utilisées
Jeunes pousses vertes, feuilles vertes, graines mûres

Mois de récolte
Juin (feuilles) août à septembre (graines)

Propriétés médicinales
Antianémique, digestive, laxative, vermifuge

Composition
Amidon, protéines, fer, vitamines

Idées de recettes
Graines germées ou rôties, jeunes pousses à l'étouffée ou en soupe

---

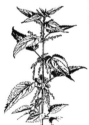

Nom commun
Chou gras

Nom latin
Chenopodium

Parties utilisées
Jeunes pousses, graines

Mois de récolte
Mai à août

Propriétés médicinales
Antioxydante, dépurative, parasiticide

Composition
Amidon, fibres, vitamines A, D, E, chlorophylle

Idées de recettes
Salades de feuilles, de fleurs et des graines internes, soupe de feuilles

---

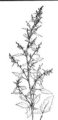

Nom commun
Ortie

Nom latin
Urticadioïca

Parties utilisées
Feuilles, graines

Mois de récolte
Mai à septembre

Propriétés médicinales
Dépurative, reminéralisante, immuno-stimulante

Composition
Fer, silice, vitamines C, A, fibres

Idées de recettes
Potage, sauté, farine (graines), assaisonnement

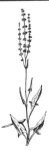

Nom commun
Oseille

Nom latin
Rumex acetolosa

Partie utilisée
Feuilles

Mois de récolte
Mai à septembre

Propriétés médicinales
Dépurative, reminéralisante

Composition
Vitamines A, C, E, fer, chlorophylle, acide oxalique

Idées de recettes
Soupe, salade, sauce, beurre

Nom commun	Nom latin	Parties utilisées	Mois de récolte
Plantain	Plantago major	Feuilles, graines	Juin à octobre

Propriétés médicinales	Composition	Idées de recettes
Dépurative, laxative, reminéralisante	Vitamines A, C, K, fer, magnésium, mucilage	Soupe, salade, sauce

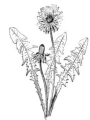

Nom commun	Nom latin	Parties utilisées	Mois de récolte
Pissenlit	Taraxacum officinale	Racines, feuilles, bourgeons, fleurs	Mai à octobre

Propriétés médicinales	Composition	Idées de recettes
Dépurative, diurétique, laxative	Vitamines A, C, chlorophylle, tous les minéraux	Soupe, salade, vin

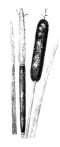

Nom commun	Nom latin	Parties utilisées	Mois de récolte
Quenouille	Typha latifolia	Épi, intérieur de la tige, pollen, racines	Juin à octobre

Propriétés médicinales	Composition	Idées de recettes
Cicatrisante, laxative, nutritive	Amidon, mucilage	Épi, racine et tige à l'étouffée, farine (graines)

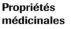

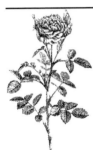

Nom commun	Nom latin	Parties utilisées	Mois de récolte
Rose	Rosa rugosa	Fleurs, fruits	Juin à octobre

Propriétés médicinales	Composition	Idées de recettes
Anti-infectieuse, calmante, émolliente, euphorisante	Vitamines C, P, rutine[4], calcium, mucilage	Confiture (fruits), potage, sauté, farine (graines), assaisonnement

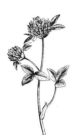

Nom commun	Nom latin	Parties utilisées	Mois de récolte
Trèfle rouge	Trifolium pratense	Fleurs, feuilles, graines	Mai à octobre

Propriétés médicinales	Composition	Idées de recettes
Dépurative, sanguine, diurétique, immuno-stimulante, régulatrice du système hormonal féminin	Vitamines A, C, E, protéines, sucre	Salade de fleurs, feuilles à la vapeur, graines germées

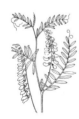

Nom commun	Nom latin	Parties utilisées	Mois de récolte
Vesce	Vicia cracca	Fleurs, graines	Juin à septembre

Propriétés médicinales	Composition	Idées de recettes
Diurétique, euphorisante	Vitamines C, E, protéines	Salade de feuilles, farine (graines)

---

4. Flavonoïde ou pigment protecteur qu'on trouve dans les fruits et les légumes colorés ainsi que dans le sarrasin. Il assure la perméabilité et la régénération des enveloppes cellulaires.

Calendrier des récoltes des plantes sauvages médicinales du Québec

Parties à cueillir	Mars	Avril	Mai	Juin
Baumes Résines	Épinette Pin Pruche Sapin			
Bourgeons	Aulne[a] Érable Tremble	Aubépine Bouleau Frêne	Groseillier piquant Pimbina Tilleul[c]	
Écorces	Bouleau Cerisier Chêne Frêne Orme Pin Pruche Sapin			Cèdre[d]
Feuilles		Mauve Marguerite Oseille Pissenlit[b]	Cèdre Hépatique Sapin	Armoise Bouleau Framboisier Menthe Ortie

a   b   c   d

Juillet	Août	Septembre	Octobre

Aubépine
Bouleau
Bourdaine
Saule[h]

Chélidoine	Chêne[f]	Laitue vireuse	
Frêne[e]	Frêne	Matriciaire	
Gaillet	Potentille	Menthe Pouliot	
Plantain	Renouée	Morelle[g]	
Prêle	Séneçon	Vergerette	
Saule	Serpolet		

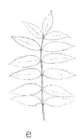

e

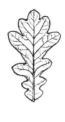

f

g

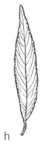

h

Parties à cueillir	Mars	Avril	Mai	Juin
Fleurs		Érythrone Hépatique[i] Tussilage	Aubépine Antennaire Houstonie Lierre terrestre Pissenlit[j] Violette	Agripaume Bourse-à- pasteur Molène Myosotis Rose Sureau Tilleul

Racines		Asaret
		  (gingembre
		  sauvage)
		Bardane
		Chiendent
		Pissenlit
			Ail des bois
			Iris
			Petit-prêcheur
			Saponaire
			Trille	

Fruits				Fraise[k]
Graines				

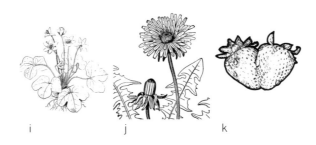

i   j   k

Juillet	Août	Septembre	Octobre
Achillée	Eupatoire	Aster	
Aigremoine	Géranium	Bardane	
Brunelle	Robert	Chardon	
Centaurée	Mauve	Épilobe	
Millepertuis	Mélilot	Solidage	
Verveine	Piloselle	Tanaisie	
	Salicaire	Verge d'or	
	Spirée		
		Aunée	Actée
		Bardane	Carotte
		Rhubarbe	Chiendent
		Salsepareille	Pissenlit
		Valériane	
Bleuet	Épine-vinette	Baies d'amélanchier	Aubépine
Canneberge	Groseille (gadelle)	Églantier	Pommier
Framboise	Sureau	Pimbina	Sorbier
	Presque toutes les graines de fleurs médicinales	Angélique	Toutes les graines qui n'ont pas gelé.
		Avoine	Semez de nouveau.
		Carvi	
		Lupin	

Souvenez-vous que la nature est un musée vivant, utile à tous. Ménagez les espèces en péril dont certaines mettent plus de 15 ans à se reproduire (érythrone, hépatique, houstonie, iris, petit-prêcheur, trille et ail des bois, évidemment!)

Calendrier des récoltes des plantes sauvages médicinales d'Europe septentrionale

Parties à cueillir	Mars	Avril	Mai	Juin
Fleurs	Pervenche Tussilage Violette	Lierre Terrestre Pommier Pêcher Primevère	Antennaire Aspérule Aubépine Muguet Pulmonaire Véronique	Achillée Brunelle Géranium Robert Lilas Lis Mauve Rose Sureau Tilleul Verveine
Fruits				Cerise Fraise des bois Groseille
Graines				
Racines	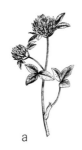	Asaret Bardane Chiendent Pissenlit	Aildes Ours Benoîte Patience Saponaire	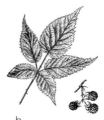

a

b

Juillet	Août	Septembre	Octobre	Novembre
Agripaume	Aigremoine	Bruyère		
Camomille	Bourrache	Colchique		
Cardamine	Digitale	Houblon		
Centaurée	Marjolaine	Molène		
Coquelicot	Sauge	Trèfle rouge[a]		
Consoude	Ulmaire	Verge d'or		
Millepertuis				
Tanaisie				
Épine-vinette	Cassis	Abricot	Églantier[c]	Cyprès
Framboise[b]	Coing	Aubépine	Genévrier	Gui
Fraise	Mûre	Figue	Poire	Sorbier
Myrtille	Melon	Pomme	Prunelle	
	Pêche	Prune	Raisin	
	Reine-aude	Sureau	Noix	
			Noisette	
	Arche	Avoine	Toutes les graines	
	Alkékenge	Carvi	mûres, semez	
	Angélique	Cumin	pour l'an prochain!	
	Anis	Lupin		
	Blé	Fenouil		
	Coriandre	Moutarde[d]		
		Orge		
		Persilin		
		Sauge		
		Acore	Angélique	
		Aunée	Chicorée	
		Bardane	Fenouil	
		Benoîte	Fraisier	
		Bistorte	Iris	
		Consoude	Patience	
		Guimauve	Pissenlit	
		Valériane	Raifort	
			Rhubarbe	

c

d

Parties à cueillir	Février	Mars	Avril	Mai	Juin
Résines	Sapin Pin				
Feuilles	Busserole Houx Lierre terrestre Oseille	Fraisier Genévrier Mâche Mouron Pissenlit[e] Pervenche Primevère Pulmonaire	Berce Mauve Ortie Pariétaire Sauge Véronique	Bouleau Consoude Cresson Menthe Plantain Serpolet	Armoise Bardane Chaudron Chicorée Framboisier Mûre Ronce
			En Méditerranée seulement	Thym	Romarin
Bourgeons	Bouleau Saule	Aulne Peuplier			
Écorces	Bouleau Cyprès Saule Tilleul	Cerisier Chêne Mélèze Orme Tremble			

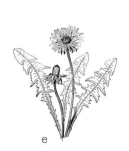

e

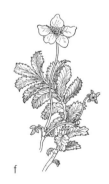

f

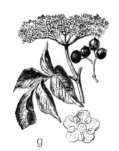

g

Juillet	Août	Septembre	Octobre	Novembre
Agripaume	Guimauve	Cataire		Gui
Aigremoine	Marjolaine	Molène		Joubarbe
Basilic	Potentille[f]	Origan		Ronce
Chélidoine	Renouée	Verveine		
Hysope	Pêcher			
Scrofulaire	Tussilage			

Sarriette				

			Boudaine	Bouleau
			Chêne	Saule
			Frêne	
			Sureau[g]	

Les indispensables de la pharmacie familiale

Plutôt que d'accumuler toutes sortes de médicaments chimiques et généralement assez coûteux, vous pouvez constituer à la maison une trousse de premiers soins à base de produits naturels. Voici donc la liste des plus importants remèdes à avoir pour soigner les maladies courantes.

Anis, mélisse, thym	Flatulences
Argile verte surfine	Douleur, indigestions, infections
Calcium liquide	Crampes, hyperactivité, spasmes
Charbon végétal activé	Diarrhée, intoxications alimentaires ou chimiques
Chlorure de magnésium	Bronchites, constipation, fatigue
Cuivre, or, argent	Tous types d'infections

Ferrum phosphoricum	Infections des yeux, des oreilles et du nez, fatigue
Gomme de pin	Blessures, constipation, toux
Huiles essentielles camphrées: eucalyptus sapin, menthe, romarin	Pour usage interne et externe: toux, douleur, nausées
Onguents à la consoude ou au plantain	Plaies, piqûres d'insectes
Teintures d'achillée, de cataire ou de saule	Douleur, fièvre, inflammations
Teintures d'arnica ou de vanille	Coups, ecchymoses
Teinture de cayenne	Amygdalites, chocs nerveux ou cardiaques
Teintures de gingembre sauvage ou d'ipéca	Intoxications alimentaires
Teintures de tilleul ou de valériane	Stress, angoisse

Pour clore ce chapitre, j'aimerais vous donner un dernier conseil: si vous voulez être heureux et en bonne santé, aimez les fleurs et les plantes. Étudiez-les, semez-les, transformez-les, mangez-les et soignez-vous avec elles. Elles vous le rendront au centuple, surtout si vous les aidez à se multiplier. Cultiver son jardin procure de grandes joies.

Deuxième partie

Les *règles de base d'une saine alimentation*

❦ ❦ ❦

L'alimentation est un outil de guérison et une source de santé. Se nourrir plusieurs fois par jour est vital pour l'organisme mais, malgré l'abondance et la variété d'aliments dont nous disposons, nos choix de menus sont très limités et répétitifs. L'alimentation est souvent, reconnaissons-le, la source des maladies dont nous souffrons. Nous avons environ 20 000 sources de calories à notre disposition, particulièrement en Occident, et nous n'en consommons à peine qu'une vingtaine.

Hippocrate, célèbre médecin, confirmait déjà l'importance de bien se nourrir. Il disait: «Nous creusons notre tombe avec nos dents» ou «Que ton aliment soit ton seul remède». Il est exact que si nous mangions sainement, nous mourrions tous de vieillesse à 100 ans! Nous n'aurions pas besoin de suppléments, à peine de quelques plantes médicinales. Tout végétal, qu'il s'agisse d'une carotte ou de riz, a une action thérapeutique s'il est utilisé de la bonne manière et au bon moment et s'il a été cultivé dans un sol biologiquement sain.

D'origine française, cuisinière traditionnelle attirée ensuite par les produits naturels, je m'intéresse énormément au goût et à l'effet des aliments sur le corps humain. Ayant étudié les effets de certains régimes sur mes patients et sur moi-même, j'en ai tiré des conclusions passionnantes. Mes positions sont toutefois plutôt modérées, éloignées de tout fanatisme et de leurs contradictions. Mes critères sont: fraîcheur, quantité modérée, qualité biologique, variété et le moins de mélanges et de transformations possible. J'ai une nette préférence pour un régime végétarien équilibré, mais l'application mesurée de la théorie des combinaisons alimentaires m'apparaît valable pour obtenir une meilleure digestion, sans résidus toxiques.

Je dois dénoncer les pièges et les erreurs de l'alimentation classique actuelle comme les ingrédients bas de gamme qui constituent la base des plats préparés pour gens pressés, comme le *TV-Dinner*, les biscuits, le sel, le sucre, la farine blanchie et les gras hydrogénés omniprésents. Ce sont là nos pires ennemis alimentaires, générateurs de «caramel[1]» cellulaire et de radicaux libres[2], les premières causes de vieillissement précoce.

Une des contradictions de notre société est des plus évidentes. Une grande abondance de produits de la terre est à notre disposition et nous nous obstinons à manger des aliments dévitalisés et trafiqués, alors que la sagesse des anciens ou des peuples proches de la nature nous enseigne la bonne mesure, la simplicité et le jeûne (par périodes cycliques). Observons les animaux et les bébés: ils arrêtent de manger quand leur corps donne des signes de saturation. Pourquoi sommes-nous si éloignés de ce bon sens naturel?

Dans ce chapitre, je vais tenter de vous informer le plus complètement possible sur les bienfaits des aliments, leurs propriétés, leurs effets et sur le rôle qu'ils jouent dans la prévention et la guérison des maladies les plus courantes.

LES PRINCIPAUX OBSTACLES À LA SANTÉ

Avant d'expliquer en détail ce que sont les aliments et leurs bienfaits, je tiens à faire un petit tour d'horizon de tout ce qui peut nuire à l'équilibre d'une personne. De nombreux facteurs influencent négativement la santé de bien des gens, qu'ils en soient conscients ou non.

---

1. La «caramélisation» ou glycosylation vient d'un excès de sucres ou de glucides raffinés qui se combinent aux protéines du sang et forment des amas collants qui durcissent les artères, les méninges et les articulations.

2. Les radicaux libres sont des molécules instables faites de deux ou trois atomes d'hydrogène et d'oxygène qui attaquent et fractionnent les tissus sains (tous les irritants cités ci-dessus en génèrent plus ou moins).

Les principaux obstacles à la santé

Famille	Environnement	Comportement	Alimentation
Climat psychologique chargé de tension chronique	Bruits incessants	Dépendances multiples: alcool, drogue, jeu, tabac, sexe, médicaments	Aliments raffinés (sucre blanc, farine blanche, etc.)
Grossesse difficile chez la mère	Maison trop humide, trop sèche, trop isolée	Excès de travail	Conserves, fritures, sel, viandes fumées, salées, abats
Maladie grave chez des parents proches	Manque d'air frais	Manque d'autonomie	Eau chlorée ou trop minéralisée
Malnutrition pendant la petite enfance	Manque de soleil	Manque de communication	Manque de crudités
Tares génétiques	Tubes fluorescents	Manque d'exercice	Repas au restaurant (souvent, trop de calories et de gras)
	Ordinateurs	Manque de sommeil	
	Climatisation	Obsessions	Additifs et conservateurs chimiques
	Pollution urbaine		
	Ondes et rayons gamma, X ou au cobalt		Gras frits, saturés, hydrogénés ou rances

LES EFFETS ET LES PROPRIÉTÉS DE CERTAINS ALIMENTS

Voici un tableau sommaire des effets bénéfiques procurés par certains aliments. Comme pour les plantes et les suppléments, usez de discernement. N'en abusez pas sinon vous pourriez obtenir des résultats non seulement contraires mais indésirables: une trop grande quantité d'un aliment engendre le manque d'un autre aliment.

Les effets et les propriétés de certains aliments

Régénérateurs cellulaires	Toniques généraux	Toniques cérébraux	Toniques sexuels
Betterave	Algues	Cervelle saine	Abats de cheval et de taureau
Salades très vertes	Avoine	Germe de blé	
	Fève rouge	Jaune d'œuf	Bière naturelle
Toutes les germinations	Légumes verts surtout crus	Laitances de poisson	Vin rouge
Toutes les céréales biologiques et leurs jeunes pousses vertes, surtout le blé, l'orge et le riz	Petits fruits rouges: cassis, framboise, groseille (gadelle), mûre	Levure alimentaire	Champagne
		Lécithine	Hydromel
			Champignons
		Noix de Grenoble	Cresson
Jus de fruits et de légumes biologiques ou sauvages	Éperlan	Tous les dérivés du soya	Radis
	Sardine		Grains de moutarde crus, germés ou en potage
Champignons chinois: ling zhi, shiitake, reishi		Asperge	
			Gelée royale
			Pollen
			Huître
			Moules Légumineuses germées, surtout fenugrec et pois chiches

Les effets et les propriétés de certains aliments

Antidiarrhéiques et astringents	Laxatifs	Dépuratifs	Calmants
Sel de mer	Maïs en grains	Betterave	Toutes les céréales cuites: pain, riz, flocons de maïs
Banane	Fruits et jus de fruits acides: ananas, orange pomme, pruneaux	Carotte	
Pomme pelée et râpée		Chou	Mélasse
Caroube	Eau d'érable	Graines et noix	Lait de vache
Chocolat	Rhubarbe	Légumes verts	Lait de soya
Carotte cuite	Jus de carotte	Oignon	Fromage
Farine blanche	Fibre de céréale	Échalote	Banane
Riz blanc	Huile de lin, de carthame, d'olive	Poireau	Bœuf
Tapioca		Petits fruits rouges	Miel
Fromage à pâte cuite	Toutes les graisses en excès	Œuf	Salades vertes
	Bière	Yucca	
		Riz brun	
		Millet	
		Luzerne et trèfle germé	
		Jus d'herbe de blé	

LES PIRES POISONS ALIMENTAIRES

Nous nous empoisonnons sans le savoir et en toute bonne foi! Une partie de notre alimentation contient des éléments réellement dangereux pour la santé. En les supprimant, il est possible d'éliminer en même temps la source de bien des maladies. L'industrie dénature en effet les fruits de la terre en les polissant pour les rendre plus doux et plus attrayants. Nous, nous devenons arthritiques, cardiaques, cancéreux, épuisés ou obèses, lentement mais sûrement...

Les pires poisons alimentaires

Aliments		Produits toxiques
Alcool	Surtout les apéritifs, les bières commerciales et les vins à base de concentré	Antigel, diurétiques Colorants, levures Sulfites, sucres
Café, chocolat, thé	Café en granules, chocolat chimique, thé noir torréfié	Caféine Tanins Méthylxantine[3] Solvants toxiques
Sucre brun ou blanc	Confitures, boissons gazeuses, biscuits, gâteaux, yaourt aux fruits, etc.	Agents blanchissants Cristaux durcissants Engrais chimiques
Farine blanche	Croissants, pain blanc, pâtes ordinaires, tartes	Amidons, colles Agents blanchissants Minéraux inorganiques
Gras hydrogéné	Margarine, huiles de mauvaise qualité, graisse de coco ou de palme, fritures	Gras saturés Acides gras trans[4]

3. Protéine toxique issue de la mutation des pigments colorants, mutation provoquée par la torréfaction des grains de cacao et la concentration des alcaloïdes comme la caféine, la théine et la théobromine.
4. Molécules de gras non assimilables qui génèrent des liaisons transversales ou barrières cellulaires.

Maladies	Effets
Cirrhose Débilité	Foie, muscles et neurones altérés
Cancer Haute pression Nervosité Ulcère	Diminution de l'immunité Excitation des glandes et des nerfs Usure des réserves enzymatiques et minérales
Dépression Diabète Hypoglycémie Obésité	Acidification du sang Fermentation Ostéoporose Oxydation des anticorps
Colite Flatulences Obésité Artériosclérose	Obstruction intestinale Satiété mécanique Accumulation de gras dans les artères, glandes et tissus adipeux
Cancer Engorgement du foie Obésité	

Aliments		Produits toxiques
Produits laitiers[5]	Fromages salés et colorés Trop de lait	Excès de gras, de protéines et de sodium Vitamines A et D d'origine chimique
Poulet et porc	Charcuteries: jambon, pâté saucisse	Additifs chimiques, gras et nitrites Antibiotiques et hormones
Poisson	Morue, thon, requin barbote, carpe, truite, doré	Métaux lourds (cadmium, plomb et mercure) Concentration dans l'eau et le plancton des déchets ménagers et industriels
Condiments	Vinaigre blanc, relish, ketchup	Acide Trop de sel et de sucre
Sel iodé	Dans tous les aliments préparés et conservés	Iodure de potassium trop concentré et isolé de ses oligoéléments alliés comme dans les produits de la mer
Poivre	Noir ou gris	Pipérine trop concentrée

---

5. L'homogénéisation des produits laitiers provoque la destruction de bonnes bactéries et la concentration des molécules de gras. On ajoute de la vitamine D synthétique, des BPC et des DTT. On note aussi un excès de phosphore et la présence de virus dans la moulée des animaux qui se transmettent à l'homme.

Maladies	Effets
Allergies Asthme Dermite Pierres aux reins	Acidification du sang Irritation des intestins et du mucus lymphatique et pulmonaire
Arthrite Goutte Cancer	Activation des réponses immunitaires Hypercholestérolémie Excès d'hormones féminines Stress de l'abattoir (acidité, adrénaline, toxines)
Cancer Débilité	Mutations des noyaux cellulaires Accumulation de métaux toxiques dans le cerveau et le foie
Allergies Eczéma Ulcère	Irritation par usure des muqueuses et des sucs digestifs
Hypertension Hyperthyroïdie	Haute pression Rétention d'eau Goutte Fatigue
Durcissement des artères Artériosclérose Ulcères	Augmentation de 300 % des sucs digestifs Contact irritant

Les aliments «santé»

À quand les changements? Pourquoi pas maintenant? Commencez à consulter la liste des aliments sains qui vous aideront à prendre le chemin de la santé.

- Germinations biologiques de céréales ou de légumineuses
- Légumes frais sauvages ou cultivés biologiquement
- Légumineuses biologiques bien cuites
- Céréales complètes de toutes sortes et sous toutes formes
- Huiles, graines et noix bien conservées (à l'abri de la chaleur et de la lumière)
- Lacto-fermentations[6] de légumes biologiques
- Petits poissons de mer: éperlans, sardines, merlans
- Viandes rouges, jeunes et fraîches: agneau, bœuf, chèvre
- Laitages provenant de vaches élevées sainement
- Petits fruits sauvages ou biologiques

La naturopathie est en pleine évolution au Québec et en Occident, où de plus en plus de gens cherchent à vivre sainement. Changer l'alimentation est plus difficile à faire que d'ajouter des plantes et des suppléments. C'est pourtant, à long terme, plus économique et plus gratifiant. Cependant, il est parfois recommandé de conjuguer plusieurs approches.

Travaillant depuis des années dans des magasins de produits naturels, je côtoie des gens ignorants, pressés et réfractaires aux changements. Ils recherchent les pilules miracles sans remettre en question leur mode de vie. En revanche, les personnes plus conscientes de leur corps, parfois à la suite de graves maladies, se soignent essentiellement en choisissant mieux leurs aliments. Certains puristes qui me voient recommander de la viande et des sous-produits

---

6. Produits préparés selon une méthode qui provoque une fermentation lactique qui génère des bactéries bénéfiques, par exemple, la bière, la choucroute, le miso, la sauce soya et les fromages au lait cru. Les lacto-fermentations à base de légumes sont les plus saines. Achetez-les à votre magasin de produits naturels.

animaux sourcillent. Mais je crois, par expérience personnelle et thérapeutique, que ce type de protéines sélectionnées peut être, en quantité raisonnable, une source de force et de santé.

Nourrie depuis mon plus jeune âge avec des aliments frais et variés des bois, de la ferme et des potagers, j'ai eu du mal à devenir strictement végétarienne. Je l'ai été pendant cinq ans, j'ai eu faim et j'ai maigri. Je suis devenue hypoglycémique et obsédée du sucre; je me suis abîmé les dents, les nerfs et la peau par pure ignorance de ma dépendance.

Après avoir étudié le corps humain et après avoir compris mes vrais besoins, je suis devenue plus souple, soucieuse de la qualité et de la provenance des aliments plutôt que d'en supprimer certains: le bon sens prime sur la loi!

Troisième partie

La vitaminothérapie ou orthothérapie moléculaire[1]

❧ ❧ ❧

_____

1. Nom donné par le Dr Linus Pauling à la vitaminothérapie en 1968.

«Chaque substance est à la fois poison et médicament, tout dépend de la dose administrée.»

PARACELSE,
médecin et alchimiste du XVIe siècle

À une époque où nous ne respectons plus les rythmes naturels de notre corps et de la nature, et où nous sommes agressés de toutes parts par des constituants chimiques irritants, notre système immunitaire montre de plus en plus ses limites. Nous assistons à une augmentation croissante de maladies des civilisations qui reflètent souvent, soit des carences, soit des surdoses d'éléments essentiels à la vie, souvent reliées à plusieurs problèmes: cardiopathies, cancers, problèmes psychiques, etc. Des biochimistes, des médecins et des nutritionnistes américains ont clairement démontré, grâce à des recherches très approfondies, de quels excès et de quels manques nutritionnels souffrent la plupart des Occidentaux. Leurs conclusions sont logiques et facilement vérifiables. En effet, en faisant un minimum de liens, on constate qu'un manque de vitamine A entraîne des cancers de la peau, qu'un manque de vitamines du Complexe B entraîne de la nervosité, des problèmes psychiques ou de mémoire et de stress, qu'un manque de vitamine C entraîne des allergies, des cancers et des maladies oto-rhino-laryngologiques, etc.

La sagesse nous enseigne que tous nos besoins peuvent être comblés par une nourriture équilibrée. Mais qui, en réalité, peut se vanter de manger toujours des aliments sains, frais, vivants, biologiques et variés sans oublier de faire de l'exercice quotidiennement, de bien éliminer, d'avoir une vision positive de la vie et beaucoup de vitalité? Il est cependant possible de bien manger et d'éviter les carences si répandues dans notre société de *fast food*. Les carences les plus répandues en Amérique du Nord sont liées à la négligence envers la qualité réelle de l'aliment. Les causes sont individuelles et collectives et entraînent la maladie ou la mort précoce. Il s'agit de la sélection des aliments en fonction du goût, de l'aspect, de la facilité ou de la rapidité de préparation; de la restauration «rapide»; de la marge de profit des industries alimentaires, des commerçants et des restaurateurs; des pratiques agricoles inconscientes et du raffinage systématique des aliments de base, sans oublier la prise inconsidérée de médicaments, tous inhibiteurs des nutriments essentiels à la santé.

D'après les recherches les plus récentes en vitaminothérapie, les carences suivantes sont les plus répandues en Amérique du Nord.

Vitamines	Pourcentage des carences	Maladies
A	20 %	Allergies, infections du nez, des oreilles et de la bouche, cancer
Complexe B	30 %	Allergies, fatigue, nervosité
C	50 %	Immuno-déficiences diverses, du rhume au cancer
E	20 %	Troubles circulatoires et glandulaires
F	50 %	Maladies auto-immunes[2] et neurologiques
Minéraux		
Calcium	60 %	Maladies cardiaques, nerveuses et osseuses
Magnésium	90 %	Maladies intestinales, immunitaires et nerveuses
Zinc	50 %	Problèmes glandulaires, immunitaires et nerveux
Fer	40 %	Anémie, fatigue, infections diverses

---

2. Maladies où le corps s'attaque lui-même en réagissant violemment à des irritants ordinaires: allergies, asthme, arthrite rhumatoïde.

Jour après jour, dans les publications officielles relatives à la santé humaine, on cite des thérapeutes en médecine orthomoléculaire — certains étant devenus dissidents de l'orthodoxie établie — qui ont fait des découvertes sur le rôle des vitamines: par exemple, le Dr Catherine Kousmine et son travail sur la vitamine F ou les acides gras essentiels, le Dr Linus Pauling, prix Nobel de chimie, et ses découvertes sur la vitamine C, et enfin, le Dr Evan E. Shute et ses travaux sur la vitamine E.

Je vous signale aussi la parution d'une récente publication du Dr Dominique Rueff, *La bible des vitamines*. Tout comme pour les lectures, il m'arrive de vous recommander aussi quelques noms de compagnies de produits naturels: ce n'est pas pour quelque bénéfice que ce soit, mais parce que leurs produits sont plus efficaces et malheureusement plus chers. Ces compagnies élaborent des suppléments à partir d'extraits naturels et concentrés, ce qui est plus difficile et plus coûteux. Leur réalisation nécessite une grande quantité de matières premières de qualité et non une copie standardisée et synthétique d'une molécule naturelle.

Au Québec, les diététistes et les médecins déconseillent l'utilisation de suppléments vitaminiques. Pourtant, les rayons des pharmacies en sont pleins. On en retrouve aussi dans tous les laits pour bébés, sans oublier les denrées alimentaires de base: le lait, le pain, les céréales, les pâtes et la margarine. Les temps changent et les consciences aussi. Il faut cependant éviter de tomber dans les extrêmes comme, d'un côté, avaler 20 pilules par jour pour devenir M. Muscle et, de l'autre côté, se trouver en présence d'une vieille dame anémique qui n'a pas pris de suppléments de fer à cause des réseaux de santé qui décrivent cette pratique comme étant dangereuse.

Il y a par contre des surdoses beaucoup plus nocives pour l'organisme: celles des métaux lourds et oligoéléments indésirables en raison de leur concentration, comme l'aluminium, le plomb, le nickel, le zinc, le mercure, le cobalt et le cuivre. Les responsables sont facilement identifiables: l'agriculture intensive, les industries, les commerçants, le gouvernement lui-même et, par-dessus tout, nous-mêmes et notre utilisation quotidienne insensée de l'automobile, des produits de nettoyage, des solvants, des peintures, des savons corporels, etc. Toutes ces pratiques irresponsables empoisonnent l'air, la terre et l'eau. Alors soyons vigilants pour l'amour de la vie et de nos descendants!

Pour compenser tous ces effets néfastes, la vitaminothérapie bien appliquée est un outil thérapeutique essentiel.

Avant la lecture des tableaux sur les effets et les propriétés des vitamines, des minéraux et des oligoéléments, je vous donne quelques informations supplémentaires les concernant.

LES VITAMINES

Il existe deux sortes de vitamines, les hydrosolubles et les liposolubles.

Les vitamines hydrosolubles se diluent dans les liquides du corps, notamment dans l'eau, qui constitue 65 % de notre corps. Elles sont donc rapidement éliminées dans l'urine. Pour cette raison, il faut en prendre plusieurs fois par jour et bien choisir leur origine. Par exemple, le corps n'absorbe que 20 % de l'acide ascorbique ou vitamine C ordinaire, le surplus peut même former des pierres aux reins chez certaines personnes. Par contre, l'Ester C polyascorbate[3] est absorbée à 80 %, multipliant ainsi les avantages recherchés.

Les vitamines liposolubles se stockent facilement dans le foie et les tissus adipeux. Choisissez bien les doses et l'origine. Évitez d'abuser des vitamines A et D issues du poisson (rétinol) ainsi que celles, synthétiques, du lait et du fromage. La vitamine E est particulièrement bénéfique pour la peau, le cœur et les hormones (jusqu'à 1 000 u.i. par jour). La vitamine F peut se prendre à la cuillère sous forme de bonne huile pressée à froid. N'oubliez pas que le danger, c'est la démesure!

---

3. Ressemble davantage à la forme naturelle que l'on retrouve dans les fruits, c'est-à-dire à des petits cristaux tamponnés par des minéraux. Dans les végétaux, la vitamine C est naturellement «basifiée» (l'inverse d'acidifiée) par la présence conjointe de minéraux qui seront absorbés en même temps et éviteront la déminéralisation des réserves.

À noter

Les écarts de dosages recommandés pour chaque vitamine peuvent sembler excessifs, mais les spécialistes en vitaminothérapie ont parfois recours à des doses énormes pour des pathologies très sérieuses. Par exemple, Linus Pauling préconise un traitement de 10 g par jour d'acide ascorbique ou vitamine C contre le cancer de la lymphe (un gramme 10 fois par jour) et, paradoxalement, 50 mg peuvent suffire pour un bébé sujet aux infections.

LES MINÉRAUX

Les minéraux sont extrêmement importants pour la santé globale; ils nourrissent toute la structure physique et régénèrent les tissus et les organes, des os au sang. Ils sont utilisés et évacués beaucoup plus lentement, il est donc prudent de les absorber sous une forme hautement fonctionnelle et, selon leurs sources, ils sont plus ou moins efficaces. Voici un exemple frappant. La dolomite, composante d'une roche semi-calcaire, contient souvent du plomb et n'est utilisée qu'à 10 % par le corps. Le reste encrasse les reins et les articulations. Par contre, le lithotamnium, une algue de mer incrustée de calcaire, est absorbé à 95 % grâce aux cofacteurs des oligoéléments associés naturellement.

LES OLIGOÉLÉMENTS

Dans la dynamique cellulaire globale, les oligoéléments sont essentiels à l'organisme. Une toute petite quantité suffit, mais ils sont nécessaires comme catalyseurs pour l'absorption de bien des nutriments. Dans le commerce, on les trouve dilués dans de la glycérine sous forme de petites pompes pratiques ou en granules. Le Dr Ménétrier, un médecin français, combine les oligoéléments par deux ou par trois. Les naturopathes et les homéopathes ont souvent recours à cette approche et utilisent de plus en plus des oligoéléments du Québec. Le traitement donne des résultats étonnants pour un prix dérisoire.

Les effets et les propriétés
des principales vitamines hydrosolubles

Nom	Qualités	Indications	Sources
B1 Thiamine	Énergise Équilibre la motricité	Fatigue mentale Dépression Spasmes	Levure alimentaire
B2 Riboflavine	Construit les tissus Stimule le système immunitaire Régénère les fibres musculaires et cardiaques	Retard de croissance Problèmes immunitaires Stérilité Langue marquée par les dents, irritée ou violacée Vieillissement précoce	Foie Germe de blé Plantes germées Levure alimentaire
B3 Niacine	Dissout les toxines Euphorise Régularise le pH	Artériosclérose Diarrhée Dépression Dermatose Psoriasis Psychose Stérilité	Arachide Bœuf Céréale complète Poisson
B5 Acide pantothénique	Hydrate la peau Protège les intestins Régularise le taux du glucose sanguin Nourrit les cheveux	Cancer Colite Effets néfastes des traitements aux rayons X Rides précoces	Abats Brocoli Levure alimentaire
B6 Pyridoxine	Combat la douleur Permet la croissance et la régénération des tissus Produit des hormones	Dépression Brûlures Grossesse Syndrome pré- menstruel Croissance des enfants et des adolescents	Amande Lait Levure alimentaire Œuf Poisson Viande fraîche Hormones concentrées

Ennemis	Alliés	Dosage	Conséquences du surdosage
Pour toutes les vitamines du complexe B	Complexe B Vitamines C, E Manganèse	25 mg à 100 mg par jour	Excrétion urinaire et glande thyroïde activées
Alcool Café Sucre	Complexe B Vitamine C	25 mg à 100 mg par jour	Démangeaisons, engourdissements des extrémités
Tabac Cuisson	Complexe B Vitamine C, Calcium et Magnésium	25 mg à 300 mg par jour	Réactions allergiques intenses: rougeurs, chaleurs, palpitations (chez les allergiques, à partir de 50 mg à jeun)
Stress Antibiotiques	Choline PABA, Vitamine C	50 mg à 200 mg par jour	Excitation due à la stimulation des surrénales
Aspirine Diurétiques	Vitamine B12, Zinc Calcium Protéines	50 mg à 200 mg par jour	Agitation nocturne, cauchemars chez les angoissés (à plus de 500 mg!)

Nom	Qualités	Indications	Sources
B12 Cyanocobalamine	Accroît l'appétit Euphorise Énergise Stimule la fertilité	Anémie Insomnie Maigreur Manque d'appétit Pour les végétaliens	Algues d'eau douce Foie Fromages fermentés Lacto-fermentations
BC Acide folique	Forme les globules rouges Aide la division cellulaire Permet l'assimila-tion des protéines et des sucres	Anémie Manque d'appétit Grossesse Lactation Parasites	Légumes verts Levure alimentaire Avocat Jaune d'œuf Blé et seigle entiers
C Acide ascorbique	Combat les infections Cicatrise Désintoxique Énergise Stimule le système immunitaire	Fatigue Hémorragie Infection Ostéoporose	Agrumes Oseille Cerise Cassis Kiwi
P Bioflavonoïdes	Répare les tissus Renforce les os Soulage le cœur et la pression	Caillots Circulation du sang lente Couperose Phlébite Menstruations abondantes Saignement du nez et de la peau (ecchymose, caillots de sang, hémorragies difficiles à contrôler)	Intérieur de la peau des agrumes Cassis Framboise Églantier Poivron, piment Sarrasin

Ennemis	Alliés	Dosage	Conséquences du surdosage
Acide folique Excès de fibres, d'alcool, d'aliments acides et d'hormones	Vitamines B6, C, E Calcium Cobalt, Fer Protéines	50 µg* à 500 µg par jour	Aucune (Se donne en injection de 1 000 µg)
Eau, Soleil Cuisson Œstrogène	Complexe B Vitamine C, Fer Protéines	400 µg à 800 µg par jour	Urticaire
Chaleur Cuisson Oxygène Sucre Tabac	Vitamines P, B6 Rutine Magnésium	50 mg à 5 000 mg par jour	Pierres aux reins Diarrhée Urticaire
Alcool Stress Trop de cuivre, d'acide ou d'alcali	Vitamine C, Calcium Magnésium Enzymes	5 mg à 500 mg par jour	Démangeaisons Déminéralisation Pierres aux reins Frilosité

---

* Dosage: 1 u.i. (unité internationale) = 1/6 000 de mg
1 mg (milligramme) = 1/1 000 de g
1 µg = 1 microgramme = 1/ 1 000 000 g

Les effets et les propriétés
des principales vitamines liposolubles

Nom	Qualités	Indications	Sources
A Bêta-carotène Rétinol	Améliore la vue Protège les muqueuses Produit des hormones Régénère les os	Maladie de peau Mauvaise vision, surtout nocturne Ostéoporose Problèmes pulmonaires Stérilité	Carotte Courge Haricot vert Foie d'agneau et de bouvillon Foie de flétan et de morue Mangues

**Facteurs lipotropiques:
s'assistent et se complètent**

Biotine	Aide à l'assimila-tion de nutriments Aide à régénérer la peau et les terminaisons nerveuses sensitives Favorise la production de bonnes bactéries	Dépression Manque d'appétit Vieillissement précoce	Jaune d'œuf Levure alimentaire Riz complet
Choline	Aide la mémoire Supprime les spasmes Draine le foie Est le principe actif le plus important dans la lécithine Sert à fabriquer un neurotransmetteur très important: l'acétylcholine	Allergie Artériosclérose Congestion du foie Spasmes nerveux Troubles de mémoire	Abats Germe de blé Levure alimentaire Laitage Grains entiers Lécithine
Inositol	Élimine les mauvais gras Sert à régénérer la myéline qui est l'enveloppe des nerfs	Chute des cheveux Taux de cholestérol élevé (LDL) Pierres au foie	Agrumes Grains entiers Noix Soya

Ennemis	Alliés	Dosage	Conséquences du surdosage
Air Chaleur Lumière Polluants Tabac Toxiques chimiques	Choline Vitamines C, D, E, F Zinc	2 500 u.i. à 25 000 u.i. par jour (bêta-carotène, de préférence)	(+ de 100 000 u.i. pendant plusieurs mois) Chute des cheveux Nausées, douleurs articulaires, peau rugueuse Vision brouillée
Chaleur Cuisson Tout ce qui nuit au foie (antibiotiques, alcool, fritures)	Vitamines A, F Choline Inositol Méthionine Lécithine	50 μg à 300 μg par jour	Aucune
Raffinage des céréales	Vitamines A, F Inositol Biotine Methionine Lécithine	100 μg à 50 000 μg par jour	
Alcool Café Sucre Tabac	Vitamines B2, B3, B6 Biotine Choline Lécithine	100 mg à 1 000 mg par jour	Asthénie Dépression

Nom	Qualités	Indications	Sources
D Calciférol ou ergostérol irradié	Aide la croissance du squelette Calme les nerfs Renforce les os	Asthme Bouffées de chaleur Douleur Ostéoporose Rachitisme	Foie Laitages Noix et graines Œuf Sardine Saumon Soleil
E Tocophérol	Combat la pollution du corps Cicatrise Accroît la fertilité Oxygène le sang et les tissus	Angine Artériosclérose Cicatrisation lente Diabète Infertilité Maladies pulmonaires	Graines et huiles pressées à froid Blé Olive Sésame Œuf
F Acide gras essentiel	Purge naturellement Protège les glandes et les muqueuses Régénère l'enveloppe des nerfs Stimule le système immunitaire	Chaleur Constipation Mauvaise mémoire Peau sèche Problèmes hormonaux	Huiles de première pression à froid: lin, carthame, maïs, canola, onagre, soya, tournesol
K Phytoménadione	Équilibre le mental Protège les vaisseaux sanguins Régularise le pancréas	Déséquilibre du glucose Déséquilibre intestinal Hémophilie Hémorragie	Choux Feuilles vertes Graines Mélasse Œuf Soya

Ennemis	Alliés	Dosage	Conséquences du surdosage
Alcool Café Tabac Trop de soleil Contraceptifs oraux Cortisone Manque de lumière	Vitamines A, C, Calcium Magnésium Phosphore et Zinc	400 u.i. à 1 000 u.i. par jour	Démangeaisons Nausées Pierres aux reins Sarcoïdoses: organes nobles calcifiés
Chaleur Chlore Fer chimique Raffinage Excès de gras polyinsaturés	Vitamines A, C, F Complexe B Inositol Manganèse Sélénium	50 u.i. à 1 000 u.i. par jour	Hypertension (doit être introduite progressivement: 100 u.i. de plus par mois)
Oxygène* Cuisson Hydrogénation Lumière Stress Surnutrition Temps	Vitamines A, C, D, E	1 000 mg à 20 000 mg par jour (à plus de 20 g par jour)	Acné Diarrhée Nausées
Acide fort Alcool Alcali Antibiotique Froid Mauvais gras	Complexe B, Vitamines C, E Magnésium Fer	0,5 mg à 50 mg par jour	Hyperviscosité sanguine Sueurs Urticaire

---

* L'air et le temps augmentent l'oxydation ou l'usure, la dégradation des cellules et le rancissement des gras polyinsaturés.

Les effets et les propriétés
des principaux minéraux

Nom	Qualités	Indications	Sources
Calcium (citrate, malate et succinate)	Calme Cicatrise Régénère les os, les muscles et les nerfs	Allergies Arthrite Crampes Nervosité Ostéoporose Palpitations Rachitisme Grossesse	Algues Caroube Choux Graine de sésame Laitages Tofu
Magnésium	Combat le stress Supprime les spasmes Purge Tranquillise	Arthrite Dépression Fatigue Lithiases biliaire et rénale Spasmes Mucosités	Agrumes Amande Légumes verts Raffinage Noix
Potassium (pas de supplément en cas de bonne alimentation)	Calme Hydrate les cellules Stimule le système neuromusculaire Augmente la sécrétion urinaire Régularise le cœur	Diarrhée Hypoglycémie Palpitations Rétention d'eau Spasmes	Fruits Légumineuses Racines Salades
Sodium	Élimine les spasmes Retient l'eau du corps Solidifie les enveloppes cellulaires Nourrit les muscles Stimule le système neuromusculaire	Déshydratation Hyperacidité Digestion difficile des hydrates de carbone Névralgie	Racines Sel et produits de la mer

Ennemis	Alliés	Dosage	Conséquences du surdosage
Acidité Excès de protéines, de fibres de phosphore et de magnésium Fatigue Stress Manque d'exercice	Magnésium Potassium Zinc Vitamines A, C, D	600 mg à 1 500 mg par jour	Constipation Hypercalcification Pierres aux reins
Alcool Excès de calcium et de phosphore, de Complexe B et de Potassium Diurétiques Hormones	Aliments biologiques Calcium équilibré Vitamine C	300 mg à 500 mg par jour	Apathie Diarrhée
Alcool Café Diurétiques Excès de sel Sucre	Chrome Magnésium Vitamine C Sodium (dans l'alimentation)	2 000 mg à 8 000 mg par jour	Acidité de l'estomac Diarrhée Ulcère
Chaleur excessive Diarrhée Sucre raffiné Sudation	Fer Eau Potassium Vitamines A et C	1 000 mg à 5 000 mg par jour	Déshydratation Dépression Hypertension Néphrite

Nom	Qualités	Indications	Sources
Phosphore	Augmente la sécrétion urinaire Entre dans la composition des os et des muscles Régularise le système nerveux	Arthrite Polytraumatisme Hémorragie Fracture Maigreur Pyorrhée Fatigue	Boissons gazeuses Levure de bière Poisson Laitages Viande
Fer (citrate, gluconate, fumarate, peptonate) Éviter les sulfates de fer	Dynamise Régénère Renforce le sang, les muscles striés	Anémie Fatigue Frilosité Hémorragie Pâleur Perte de mémoire Grossesse	Abats Fruits secs Légumes verts Légumineuses foncées Mélasse Spiruline
Zinc prendre sous forme chelatée ou de citrate	Réglemente le système cellulaire Désodorise les muqueuses et les liquides extracellulaires Régularise le pH	Hyperactivité Impuissance Manque de goût et d'odorat Schizophrénie Prostatite Stérilité	Germe de blé Graine de citrouille Levure de bière Produits de la mer
Manganèse	Stimule la mémoire Tonifie les systèmes cérébral et musculaire	Épilepsie Fatigue chronique Hypoglycémie Nervosité	Céréales complètes Jaune d'œuf Noix et graines Pois

Ennemis	Alliés	Dosage	Conséquences du surdosage
Alcool Antiacide Barbituriques Hypoglycémie Rachitisme	Calcium Magnésium Niacine Vitamine D	800 mg (adulte) 1 000 mg à 1 200 mg (femme enceinte)	Acidité Nervosité Ostéoporose
Acide phytique Café Thé Excès de phosphore	Acide folique B12 P ou bioflavonoïdes Complexe B Nickel Vitamines C et E	15 mg à 60 mg par jour	Constipation Hypertrophie du foie Hypertension
Alcool Diabète Hormones Stress	Calcium Cuivre Phosphate Vitamines A, B, C	15 mg à 100 mg par jour	Indigestion Infections Insuffisance hépatique Néphrite (plus de 100 mg par jour)
Excès de calcium et de phosphore Laitages Viande	Vitamine B1 Thyroxine	1 mg à 9 mg par jour	Anémie Fatigue Vertiges

Les effets et les propriétés
des principaux oligoéléments

Nom	Qualités	Indications	Sources
Chrome	Aide à assimiler les protéines Régularise le taux de sucre et d'insuline	Artériosclérose Diabète Hypoglycémie Obésité	Levure de bière Maïs Poisson Viande
Cuivre	Participe à la formation des globules rouges, de l'élastine et des tissus nerveux	Infections multiples Anémie Arthrite Ostéoporose	Amande Avocat Betterave Choux Laitues Légumineuses Produits de la mer
Cobalt	Participe à la formation des globules rouges et au pH de l'estomac	Anémie Fatigue Hypertension Spasmes	Abats Laitages Produits de la mer
Fluor	Aide à l'assimilation du calcium et du phosphore dans les dents, les os et les cartilages	Carie Ostéoporose	Eau traitée Gélatine Produits de la mer
Iode	Stimule l'immunité Forme les $2/3$ de la glande thyroïde Énergise Stimule la fertilité Favorise la croissance Développe la mémoire	Crétinisme Fatigue Frilosité Goitre Infections fréquentes	Algues Sel et produits de la mer

Ennemis	Alliés	Dosage	Conséquences du surdosage
Alcool Sucre raffiné Engrais chimiques	Zinc chelaté Manganèse Vitamine C	100 à 1 000 μg par jour	Inconnues
Excès de Zinc Fer inorganique Sucre Contraceptifs oraux Pénicilline	Vitamine C Zinc en doses exactes (sinon, effets inverses)	1 à 3 mg par jour	Hyperactivité Dépression Schizophrénie
Acides, Alcool Gras saturés, Œstrogènes Soleil	Vitamine B12 Cuivre Fer Manganèse	2 à 10 μg par jour	Brûlures Nausée Vertiges
D synthétique Sucre Sels d'aluminium	Calcium Magnésium Phosphore Vitamine C	1 à 5 mg par jour	Arthrose Rachitisme Tumeurs Taches sur les dents
Additifs Conserves Engrais chimiques Excès de cobalt, de manganèse ou de soufre	Tous les oligoéléments présents dans les produits de la mer	100 à 200 μg par jour	Allergies sévères Choc hyperthyroïdien Yeux exhorbités Panique Palpitations

Nom	Qualités	Indications	Sources
Lithium	Régularise les neurotransmetteurs	Dépression Hyperactivité Manies	Légumes Légumineuses Racines
Sélénium	Sert d'antioxydant Draine les métaux	Maladies auto-immunes Vieillissement précoce	Algues Fruits de mer Levure de bière
Silice	Sert à la cohésion de tous les tissus: artères, peau, nerfs, cheveux, os, yeux Calme Lie les minéraux aux protéines	Chute des cheveux Nervosité Ongles mous Rides Sénilité précoce	Céréales bicomplètes Légumes verts Piment, poivron Soya
Soufre	Favorise la formation des protéines vitales et du Complexe B Fabrique la bile	Acné Allergies Furoncle Troubles hépatiques	Bœuf Crucifères Œuf
Germanium	Favorise la formation et la régénération des tissus et l'oxygénation cellulaire	Allergies Candidose Mauvais cholestérol (LDL) Tumeurs	Ail Abats Aloès Champignons chinois Germinations Oignon

Ennemis	Alliés	Dosage	Conséquences du surdosage
Alcool, café Sucre Excitants	Calcium Complexe B Magnésium	800 à 1 500 mg par jour	Convulsions Dommages aux reins
Cadmium Hyperfertilisation des sols Raffinage des aliments	Vitamines A, E, C Zinc	50 à 200 µg par jour	Haleine et sueur à odeur soufrée Blocage rénal Diarrhée
Acides forts Stress Soufre	Calcium Magnésium Potassium Vitamine C Zinc	500 à 2 000 mg par jour	Durcissement des tissus internes Lithiases
Excès et manque de protéines Acides forts	Acides aminés (cystine, lysine, méthionine) Vitamines liposolubles	500 à 1 000 mg par jour	Diarrhée Hémorragies Tumeurs
Cuisson forte Raffinage industriel Engrais chimiques	Enzymes et protéines saines	500 à 1 000 mg par jour	Inconnues

Quatrième partie

Les *maladies courantes*
et leurs traitements naturels

✿ ✿ ✿

«Apprenez qu'il n'y a point de panacée
dans la nature et qu'on se porte toujours bien
avec de l'exercice et de la sobriété.»

VOLTAIRE

Tout au long des 15 dernières années, j'ai constaté les bienfaits et les résultats fort encourageants de certaines approches pour guérir ou soulager les maux les plus répandus. Dans ce chapitre, je partage avec vous mon expérience et je vous suggère diverses voies de guérison: l'alimentation, les plantes, les suppléments ou les soins corporels.

Il me semble pertinent de faire ici une mise au point sur les effets de l'esprit sur le corps, qu'ils soient négatifs ou positifs. Vous serez peut-être surpris de trouver des conseils de relaxation, de visualisation ou tout simplement des suggestions d'hygiène de vie quotidienne comme une simple marche à l'extérieur. L'attitude mentale, négative ou positive, a un impact réel et important sur la guérison autant que sur la cause de la maladie. Qui n'a pas entendu la réflexion suivante: «Je me rends malade.» Le corps doit être traité dans son ensemble, le physique et le mental étant étroitement liés.

C'est pour cette raison qu'à la fin de la description de chaque maladie j'ai inséré une rubrique que chacun sera libre de consulter et d'utiliser en fonction de ses croyances personnelles.

ABCÈS

Définition
Accumulation sous-cutanée et localisée de pus et de toxines dans un tissu plein mais atteint par un irritant.

Symptômes
Deux sortes d'abcès:

• Abcès chaud: tuméfaction rougeâtre, chaude et douloureuse avec une pointe dure en son centre. Peut provoquer de la fièvre et une douleur aiguë.

• Abcès froid: enflure des ganglions et fistule de drainage naturelle d'où sort un pus vert et liquide. Presque indolore, situé souvent plus en profondeur mais chronique. Signes avant-coureurs de surinfections rénales ou intestinales plus dangereuses.

Causes
Congestion localisée de toxines issues du système lymphatique, souvent causée par une immunité faible et une mauvaise gestion des matières grasses, si ce n'est une infection localisée mal soignée.

Traitements
Soulager d'abord la douleur puis favoriser le mûrissement et la résorption de l'abcès. Bien nettoyer la plaie — ce qui aide la cicatrisation —, éviter les récidives en gardant la lymphe et le sang propres.

Alimentation
Favoriser l'épuration lymphatique et sanguine avec une cure de jus de légumes et de salades vertes.

Éviter les fritures, les pâtisseries et les charcuteries.

Plantes et herbes recommandées

Pour diminuer l'inflammation: artichaut, bardane (en cataplasme et en tisane), patience, trèfle rouge et violette.

Suppléments

Prendre 25 000 u.i. de vitamine A bêta-carotène le matin et 50 mg de Complexe B le matin et à midi.

Rajouter une dose de soufre le matin à jeun et 25 mg de zinc après le dîner.

Soins corporels

Nettoyer l'abcès avec un mélange de 20 % de teinture d'ail ou d'hydraste et de l'eau. Pour achever la cicatrisation, étendre un onguent antiseptique doux à la cire d'abeille ou de l'huile de ricin ou d'olive contenant des fleurs macérées de calendule, de molène et de lavande.

Pour résoudre l'abcès, faire un cataplasme d'argile avec un peu d'huile de calendule, quelques feuilles de guimauve hachées, un peu de poudre d'hydraste, de la teinture d'ail avec un peu de décoction de bardane. Appliquer et renouveler trois fois pendant trois jours et le cataplasme devrait résoudre l'abcès.

Pour l'amour de soi

Un abcès, comme un furoncle, est le signe qu'on a choisi ou subi quelque chose de malsain qui finit par ressortir sous forme de suppuration libératrice. Avant d'en arriver là, pourquoi ne pas dire ou faire le nécessaire pour régler la situation lorsqu'elle se présente. Cela ne vous coûte rien d'essayer!

ACIDITÉ

Définition

Composition biochimique anormale des liquides organiques et du sang quand le pH, mesure universelle de l'homéostasie dans l'être vivant, descend bien en dessous de 7, point d'équilibre-repère. Entraîne la destruction des réserves alcalines avec oxydation accélérée des minéraux de base que sont le calcium, le magnésium, le potassium et le sodium.

Symptômes

Nervosité, insomnie, fatigue, crampes, aigreurs d'estomac, palpitations, odeur corporelle forte, selles brûlantes, ulcères, problèmes de peau et ostéoporose.

Causes

Excès de café, de sucre et de protéines animales, aliments trop riches en soufre, en chlore et en phosphore; manque d'air et d'eau pure; manque de nourriture crue, variée, vivante et de légumes verts; carence en enzymes; excès de stress et d'adrénaline; déséquilibre affectif, tensions.

Traitements

Alimentation

Privilégier les algues de toutes sortes, les légumes verts, les racines, les légumineuses, les céréales complètes et les lacto-fermentations.

Boire au moins deux litres d'eau pure par jour.

Une cuillère à soupe de vinaigre de cidre dans l'eau, en début de repas, alcalinise.

Plantes et herbes recommandées
Pour enlever l'acidité: camomille, consoude, luzerne, ortie, paille d'avoine, prêle, poudre d'orme, en teinture-mère et tisane.
Fleur ou paille d'avoine, luzerne, camomille, écorce de chêne, framboisier (feuilles), prêle, ortie, pissenlit.

Suppléments
Prendre les suppléments suivants:
Complexe B: 50 mg après le déjeuner et après le dîner;
Vitamine C Ester: 500 mg après le déjeuner et après le dîner;
Calcium, magnésium, silice, zinc, vitamine D et enzymes: 250 mg par jour en 2 prises.

Pour l'amour de soi

Retrouver le calme et la paix en respirant profondément à l'air pur.
Pratiquer la relaxation consciente: rester immobile, respirer rythmiquement en visualisant par exemple un lever de soleil, être attentif à la tension du corps en entier et essayer par la volonté consciente de relâcher les muscles, les organes, etc.

ACNÉ

Définition
Inflammation des glandes sébacées, le plus souvent celles du visage ou du haut du dos.

Symptômes
Éruption de boutons rouges qui enflent et qui se transforment en pustules.

Causes
Désordres hormonaux liés à la production excessive d'hormones sexuelles; saturation du foie, déséquilibre inné ou acquis; excès d'irritants (alcool, café, fruits acides, mauvais gras, fritures, sucre raffiné, produits laitiers gras et suralimentation); carences en antioxydants (complexe antioxydant habituel: vitamines A, B3, B6, C, E, F, ainsi que zinc et soufre); manque d'hygiène faciale. Bannir l'automatisme de poser les mains sur le visage (geste posé plus de 40 fois par heure, statistiquement parlant); manque d'amour-propre, conflits intérieurs.

Traitements
Alimentation
Manger une grande variété de légumes verts. Les ingérer de préférence crus au début des repas.

Augmenter les protéines, diminuer les glucides surtout raffinés et favoriser les acides gras essentiels et les lacto-fermentations: yaourt, Kéfir, Bio K.

Plantes et herbes recommandées
Faire une cure interne de 10 à 30 jours au début de chaque saison.

Boire les mélanges suivants à raison de 750 ml à 1 litre par jour (3 à 4 tasses).

Au choix: achillée millefeuille + racines de bardane + pensée sauvage,
chardon béni + framboisier + menthe,
bourrache + pensée sauvage + sauge.

Ce traitement nettoie le foie en profondeur et en douceur. L'hyperséborrhée vient d'une mauvaise gestion des gras et parfois des hormones.
Pour éviter la constipation: (voir Constipation)

Suppléments
Prendre deux fois par jour un comprimé de complexe antioxydant avec vitamines A, C, E et sélénium.
Rajouter 50 mg de zinc après le déjeuner, 500 mg d'huile de bourrache (vitamine F) après le déjeuner et le dîner ainsi qu'une dose de soufre, à jeun le matin, un jour sur deux.

Soins corporels
Faire 1 à 2 fois par semaine des masques d'argile mouillée avec de la tisane de framboisier, de menthe ou de sauge et 5 gouttes de teinture d'ail (¼ tasse d'argile + 3 cuillères à soupe de tisane + 5 gouttes de teinture d'ail). Appliquer sur la région atteinte en couche épaisse sans laisser sécher.
Nettoyer le visage avec une lotion tonique à l'achillée millefeuille, à la rose ou à la sauge.
Se laver le visage avec un savon doux, au pH équilibré, et de source purement végétale sans gras saturés, par exemple à l'argile et à la menthe ou à la lavande. Se rincer toujours à l'eau tiède.
Dans les périodes très critiques — présence de nombreux boutons ou période de stress —, utiliser un savon et un onguent au soufre et aux herbes antiseptiques et émollientes comme la scrofulaire et la calendule.
Nettoyer l'oreiller en changeant souvent la taie.
Éviter les antiseptiques corrosifs comme ceux à l'alcool, aux acides forts et aux dérivés du pétrole.

Pour l'amour de soi
Arrêter de se compliquer la vie par des réflexions épuisantes et stériles.
Respirer plus profondément, renforcer ses muscles et mieux habiter son corps en faisant régulièrement de l'exercice à l'extérieur. Analyser ses sentiments de rejet et se réconcilier avec ce et ceux qui nous entourent!

ALLERGIE

Définition
Réaction excessive de rejet du corps face à un irritant banal et connu.

Allergènes les plus connus
Aliments: alcool, agrumes, banane, blé, café, levure, maïs, arachide, noix, crustacés, poissons, œuf, poulet, produits laitiers, sucre, soya.
Plantes: *ambrosia artemisifolia* (herbe à poux), aulne, bouleau, saule, tremble, panais, ortie, pissenlit, graminées d'été, aster, verge d'or.
Autres agents: acariens, animaux à poil, abeille, peinture, solvant, vernis, parfum, préservatif, poussière, médicaments synthétiques, tabac.

Symptômes
Variables et extrêmes selon la condition physique et psychique de l'individu et la nature de l'irritant: écoulement nasal aqueux prolongé, rougeurs entraînant des démangeaisons et au pire, asphyxie fatale due à un œdème des muqueuses internes.

Causes
Système immunitaire épuisé ou pervers, car il est continuellement sur la défensive; saturation des organes d'épuration (foie et intestins), fatigue de la glande hypophyse et des surrénales; tempérament perfectionniste, rancune destructrice.

Traitements
Avant tout, identifier clairement les allergènes, soit par des tests cliniques, soit par élimination ou mémorisation, et les éliminer le plus possible.
Guérir le système immunitaire pour réussir à neutraliser tous les poisons inévitables.

Alimentation

Éviter les aliments acidifiants (voir Acidité).

Plantes et herbes recommandées

Pour nettoyer le foie et les intestins: artichaut, chardon Marie, liseron, mauve, pissenlit.

Pour reminéraliser: ail, aunée, échinacée, éphédra, lobélie, ortie, menthe poivrée, raifort, sauge.

Pour désinfecter et activer la circulation: cayenne (sous forme de tabasco ou en teinture-mère)

Pour lutter contre le rhume des foins: identifier l'irritant et en manger un tout petit peu en augmentant peu à peu chaque jour (bourgeons, fleurs, graminées). Prendre, un mois avant la floraison, du pollen local ayant un lien avec la plante saisonnière irritante (on augmente la quantité de granulés de 1 à 50, jour après jour).

Suppléments

Prendre les suppléments suivants deux fois par jour après les repas:

Complexe B: 50 mg;

Vitamine C Ester: 1 000 mg;

Tous les minéraux combinés avec prédominance du calcium (500 mg);

Huile d'onagre: 500 mg.

Pour l'amour de soi

Éloigner de soi les irritants psychiques (notamment certaines personnes!), s'ouvrir aux changements en commençant par le mental, pardonner et moins refouler.

Se créer un environnement de vie de plus en plus naturel, calme et serein.

ANÉMIE

Définition

Manque ou taille insuffisante des globules rouges pour les besoins de l'organisme ou carence en protéine hémoglobine. Appellation qui vient du grec *an-hemia* qui veut dire «manque de sang».

Symptômes

Fatigue, vertige, frilosité, engourdissement des extrémités, manque de concentration, manque de souffle, pâleur de la peau et des muqueuses.

Causes

Hémorragies fréquentes; manque d'oxygène; foie, rate et sang saturés ou problème fonctionnel de l'un de ces organes; manque d'enzymes digestives; hyper ou hypoacidité stomacale et intestinale; manque d'apport de fer dans les aliments; mauvaise assimilation des protéines; manque des vitamines Complexe B; mélancolie chronique.

Traitements

Alimentation

Inclure dans son alimentation: germinations, algues, lacto-fermentations — surtout de betteraves —, légumineuses foncées, jus de légumes et légumes très verts, petits fruits rouges, mélasse noire.

Manger trois fois par jour de l'ail, des graines germées de fenugrec, des feuilles de menthe, d'ortie, de patience, de pissenlit ou de prêle en décoction, teintures, soupes ou salades, seules ou par groupes de trois.

Plantes et herbes recommandées

Pour nettoyer le foie: ail, consoude, luzerne, fenugrec, framboisier, menthe, ortie, patience, pissenlit, prêle.

Suppléments
Prendre 1 fois par jour:
100 mg de vitamine B6;
500 mg d'acide folique;
2 mg de cuivre;
25 mg de fer chelaté.
Rajouter 2 fois par jour 500 mg de vitamine C Ester.

Pour l'amour de soi

«Arrêter de se faire du mauvais sang», «Avoir une santé de fer»: voici des expressions courantes fort explicites et très justes. Chercher de l'énergie là où elle existe, arrêter de se laisser drainer, retrouver le bon sang avec bon sens!

ARTÉRIOSCLÉROSE - ATHÉROSCLÉROSE

Définition

Artériosclérose: ensemble des lésions dégénératives des artères qui entraînent le durcissement de leurs parois, suivi de la destruction des fibres lisses et élastiques.

Athérosclérose: épaississement et perte d'élasticité des parois internes des artères et formation d'une plaque d'athérome faite de cristaux et de mauvais cholestérol qui s'accumule dans la paroi artérielle.

Symptômes

Fatigue intense, crampes, pouls irrégulier, bourdonnements d'oreille, maux de tête, extrémités engourdies, hypertension.

Complications possibles: thrombose, anévrisme, infarctus, arrêt cérébro-vasculaire (ACV), gangrène, paralysie.

Causes

Abus alimentaires; diabète; hypertension; obésité; hypercholestérolémie; hérédité; tabagisme; stress chronique; durcissement des artères; vieillissement prématuré du corps.

Traitements

Alimentation

Éviter l'alcool, le café, le tabac, les fritures, le sel et le sucre.

Absorber des céréales complètes biologiques, des légumes aqueux et soufrés (courges et choux) à chaque repas et une cuillère à soupe d'huile de carthame ou d'olive tous les jours.

Diminuer considérablement les protéines animales en augmentant les protéines végétales.

Plantes et herbes recommandées

Pour soigner le foie: artichaut, camomille, romarin.

Pour diminuer la pression sanguine: ail, aubépine, cayenne.

Pour faire baisser le LDL: artichaut, lin, pissenlit.

Pour calmer les nerfs: cataire, lavande, valériane.

Pour déboucher les artères: ail, cayenne, peuplier, prêle, tilleul.

Pour nettoyer le sang: framboisier, patience, pensée sauvage.

Suppléments

Pour l'épuration vasculaire: le mélange du Dr Donsbach qui est un méga-mélange de vitamines et de minéraux (hautes doses de vitamines A, C et E, magnésium, silicium, potassium, chrome, iode, sélénium, zinc, cystéine et méthionine, choline et lécithine, bioflavonoïdes et extraits glandulaires).

Soins corporels

Lorsque l'obstruction est localisable, appliquer localement des compresses d'huile médicinale émolliente, comme par exemple le mélange suivant: ¾ d'huile d'olive et ¼ d'huile de ricin avec de la teinture d'arnica, de camomille ou de menthe (20 % de la quantité totale).

Pour l'amour de soi

Consulter un bon cardiologue régulièrement.

Un changement de style de vie contribue à renforcer l'effet des traitements. Ces quelques petits conseils aideront autant le moral que le cœur:

Faire de l'exercice régulièrement et modérément.

Pratiquer la respiration profonde.

Se relaxer consciemment au moins 15 minutes par jour.

Sonder ses résistances, assouplir son caractère en profondeur et choisir de laisser couler librement la vie en soi.

Arrêter de se durcir intérieurement, laisser couler ses émotions comme son bon sang!

ARTHRITE

Définition
Inflammation des articulations.

Symptômes
Douleurs passagères ou prolongées aux articulations les plus complexes et les plus sollicitées, souvent celles des mains et des pieds.

Augmentation des inflammations aux épaules (bursite) et aux hanches (coxarthrite) chez les femmes d'un certain âge.

En cas de négligence, usure progressive des cartilages et tension extrême (arthrite rhumatoïde déformante), pour finir par la soudure paralysante de l'arthrose.

Causes
Hyperacidité chronique; suralimentation; excès de produits animaux qui se dégradent en acide urique; hérédité chargée; terrain allergique non décelé à temps; excès d'oxalates (sels acides de certaines plantes) chez les végétariens; travail prolongé à l'extérieur et au froid; trop de sentiments refoulés et de retenue.

Traitements
Alimentation
Éviter tous les aliments raffinés et mélangés de l'industrie alimentaire, surtout les sucres et les charcuteries. Limiter les quantités de viandes rouges, d'abats et de fruits de mer, ainsi que les laitages, les végétaux acides et les fibres de céréales (acide phyrique).

Si possible, supprimer le fromage et l'orange (réactions acides dans le sang et la lymphe à cause de la déminéralisation: cristallisation pathologique).

Rechercher les végétaux doux, aqueux et piquants: fruits mûrs locaux, ail, oignon, poireau, courges de toutes sortes, racines douces (daïkon, chourave, salsifis, rapini, topinambour).

Pour fournir les protéines hypotoxiques qui régénèrent les cartilages, privilégier les œufs sains, le fromage biologique, les poules bien nourries, le poisson de mer profonde, les graines, les noix, les céréales alcalines.

Plantes et herbes recommandées
Pour lutter contre les rhumatismes: racine d'angélique, graines de céleri, racine de griffe du diable ou de pissenlit, ortie, prêle, reine-des-prés en fleurs.
Pour atténuer l'inflammation: écorce d'épinette ou de saule, fleurs de spirée, poudre d'orme, paille d'avoine.
Pour augmenter la sécrétion urinaire: achillée, busserole, gaillet, genévrier, sureau.
Pour calmer la douleur: cataire, grande camomille, écorce de saule, scutellaire, valériane.
Pour drainer les intestins: artichaut, pissenlit, camomille, mauve, réglisse.

Suppléments
Vitamine A (bêta-carotène de préférence): 10 000 u.i. 1 fois par jour;
Complexe B: 50 mg 2 fois par jour;
Calcium, magnésium, manganèse et silicium: une dose 3 fois par jour.

Soins corporels
Faire des enveloppements et des frictions avec une huile réchauffante et des herbes neutres: lavande, marjolaine, menthe, millepertuis.
Appliquer «un coussin magique» (sac contenant des graines que l'on peut utiliser chaud ou froid) sur les compresses précédentes.

Pour l'amour de soi
Faire bouger son corps en douceur est une des meilleures façons de lutter contre les rhumatismes.
Pour activer la circulation, se dérouiller toutes les articulations par de légères rotations au lever et au coucher ou pratiquer un exercice d'assouplissement en douceur des jointures: baladi, taï-chi, technique Alexander, Feldenkreis ou Nadeau.
Faire subir aux pensées les mêmes traitements: lâcher prise, oublier les vieilles rancunes et laisser venir la grâce.

ASTHÉNIE (FATIGUE)

Définition
Épuisement général mental et physique.

Symptômes
Faiblesses à longueur de journée, dépression physique et psychique continuelle. Peut aller jusqu'à une semi-paralysie: le syndrome de la fatigue chronique.

Causes
Physiques
Hypoglycémie; diabète; basse pression; anémie; hypothyroïdie; hyposurrénalisme; hypogonadisme; maladies du foie; maladies virales; manque de vitamines B, C et de minéraux (phosphore, magnésium, zinc); parasitose.

Psychiques
Épuisement professionnel; démotivation profonde à la suite d'une déception; manque de courage, d'espoir ou d'objectifs; morosité chronique; dépression déguisée (syndrome d'hypersensibilité).

Traitements
Alimentation
Éviter la suralimentation, les aliments indigestes, l'alcool, le café et le sucre.
Favoriser les aliments crus, riches en enzymes comme les lacto-fermentations, les germinations, les légumes biologiques et les algues.

Plantes et herbes recommandées
Pour fortifier: ail, fenugrec, raifort.
Pour stimuler: angélique, réglisse, sauge.

Pour dynamiser: basilic, menthe, romarin.

Pour nourrir les nerfs: bourrache, ortie, scutellaire.

Essayer l'élixir floral «Gloire du matin» qui stimulera toute la journée.

Suppléments

Prendre des suppléments riches en chlorophylle, en fer et en magnésium, comme un tonique minéral.

Rajouter le matin et à midi deux doses des vitamines C et Complexe B, puis du manganèse et du phosphore sous forme d'oligoéléments, deux fois par jour avant les repas.

Pour l'amour de soi

Des règles toutes simples contribuent à évacuer la fatigue. Il faut être patient, car elle peut mettre autant de temps à partir qu'elle n'en a mis à s'installer insidieusement.

Se reposer sans aucune contrainte pendant au moins 10 jours d'affilée.

Trouver des activités stimulantes en fonction de ses capacités et de ses désirs.

Éviter les gens «fatigants».

Fréquenter des gens actifs et passionnés.

Travailler plus physiquement que mentalement ou inversement selon le domaine de saturation.

Développer en soi l'amour de la vie, l'enthousiasme et la motivation.

En cas de croyance religieuse, demander de l'aide à l'énergie créatrice divine.

Si malgré tous ces changements vous êtes toujours fatigué et ressentez d'autres douleurs, n'hésitez pas à consulter un médecin.

ASTHME

Définition

Gêne respiratoire caractérisée par des crises d'oppression dues à la constriction spasmodique des bronches et aggravée par la production excessive de mucus épais.

Faits

L'asthme a augmenté de 40 % depuis 10 ans en milieu urbain. C'est la première cause de consultation d'urgence chez les enfants. Un enfant dont un parent est allergique a 30 % de risques de le devenir, si les deux parents sont allergiques, 80 %.

Symptômes

De la toux légère mais persistante à l'expiration sifflante et prolongée. Peut aller jusqu'à une véritable détresse respiratoire due au manque d'air qui engendre de l'acidose, de la prostration et même un coma fatal.

Varient en intensité selon le passé médical et la physiologie de la personne ainsi que des irritants concernés.

Causes

Allergies aux graminées, au tabac, aux levures, à la poussière, aux animaux, aux aliments, aux acariens, à la pollution et aux produits chimiques. Hérédité; épuisement; système immunitaire affaibli; problèmes glandulaires; infections graves; choc psychique.

Traitements

Alimentation

Supprimer les allergènes: agrumes, arachide, blé, laitages, levure, friture, sucre, produits inorganiques.

Favoriser les végétaux riches en chlorophylle, les algues, les graines, les céréales complètes et fraîches.

Plantes et herbes recommandées

En cas de crise: 3 gouttes de teinture-mère de lobélie 3 fois par jour ou au besoin.

Pour éliminer le mucus: graines de lin et de fenugrec, racine de guimauve.

Pour calmer: hysope, lavande, valériane.

Pour expectorer: molène, pulmonaire, sapin.

Pour renforcer le système immunitaire: aunée, échinacée, ortie.

Suppléments (en cas d'asthme chronique)

Boire 20 gouttes de chlorophylle 3 fois par jour ou beaucoup de tisanes vertes.

Prendre 1 g par jour de calcium (1 000 mg)-magnésium (500 mg) assimilable et ses cofacteurs: 25 000 u.i. de vitamine A bêta-carotène, 100 mg de vitamine B6, 400 u.i. de vitamine D, 20 g de zinc.

Prendre 15 gouttes de manganèse-cuivre à jeun.

Prendre des algues de mer (dulce, kelp, laminaire) en comprimés ou en teinture-mère (pour une prise régulière).

Soins corporels

Faire des inhalations avec des herbes décongestionnantes: eucalyptus, menthe, sapin.

Se frictionner la poitrine avec un baume décongestionnant.

Pour l'amour de soi

Les «allergies mentales» peuvent être tout aussi nocives. Prendre conscience que certaines personnes dérangent son espace vital peut modifier bien des comportements et éloigner des problèmes de santé. Appeler et donner de l'amour est un gage de guérison.

BLESSURE

Définition
Coupure ou déchirure des tissus ou des membranes.

Symptômes
Éraflure avec écoulement blanchâtre de la lymphe. Lésion plus grave avec écoulement sanguin, cratère profond suppurant entouré d'une boursouflure géante.

Causes
Chutes; coups; coupures; chocs; accidents.

Traitements

Alimentation

Pour stimuler les anticorps naturels, privilégier une alimentation hypotoxique (sans résidus de toxines comme des conservateurs, des colorants ou des additifs), digeste, légère, variée, à base de végétaux.

Pour activer la cicatrisation et la guérison, supprimer l'alcool, les fritures, le sucre et les produits animaux.

Plantes et herbes recommandées

Pour désinfecter: ail, hydraste, thym.

Pour soulager la douleur: cataire, grande camomille, écorce de saule.

Pour cicatriser: consoude, grindélie, souci (ou calendule).

Soins

En cas de blessure superficielle, appliquer des plantes broyées pour arrêter le sang: chou, achillée millefeuille, bourse-à-pasteur ou teinture de cayenne dans de l'eau pure.

Bien désinfecter avec de l'eau vinaigrée et de la teinture à l'ail, de l'iode organique diluée, de l'eau oxygénée.

Appliquer un onguent antiseptique à l'hydraste ou au thym, aux vitamines A et E et au zinc. Du miel crémeux peut faire de petits miracles!

En cas de blessure plus profonde, panser la plaie avec de la gaze stérile, nettoyer et changer le pansement deux fois par jour. L'argile, la consoude et l'huile de germe de blé aideront à achever la cicatrisation.

Surveiller l'état général du blessé: s'il y a œdème, fièvre, surinfection ou symptômes de tétanos (forte fièvre, nausées, ligne rouge foncée de la plaie vers le cœur, palpitations, suffocation), consulter immédiatement un médecin.

BRONCHITE

Définition
Inflammation des bronches et bronchioles.

Faits
Provoque 15 % des décès mais survient surtout chez les fumeurs en raison de l'obstruction des alvéoles par le mucus et de spasmes bronchiques qui empêchent le passage de l'air, donc le nettoyage du sang et des tissus.

Symptômes
Sécrétions purulentes des muqueuses provoquant une toux sèche, irritante avec peu de crachats.

Bronchite aiguë chez les jeunes: douleurs derrière le sternum, fièvre, fatigue générale et, si l'infection se résout bien, toux plus grasse avec épais crachats purulents.

Bronchite chronique chez les aînés: respiration altérée et sonore, voix voilée, toux tenace, incessante et pénible avec crachats.

Causes
Tabac; pollution; irritants chimiques et volatiles; allergies; virus.

Symptômes aggravés par la constipation et la sinusite chronique, ainsi que par le froid vif, l'humidité, le brouillard, les acariens, les animaux, la poussière, les parfums synthétiques et les aliments producteurs de mucus.

Chagrins, soucis et refoulement d'émotions.

Traitements
Alimentation
Éviter les aliments producteurs de mucus: banane, blé raffiné, cacahuète, laitages et sucre.

Faire attention aux allergènes: agrumes, laitages, levure, aliments préparés, porc, poissons, fruits de mer, sucre raffiné.

Rechercher les aliments qui favorisent l'écoulement des mucus et stimulent le système immunitaire: plantes alliacées, crucifères, légumes verts, graines mucilagineuses (lin, fenugrec), dépuratives (cayenne, trèfle germé), céréales alcalines (quinoa, maïs, millet, riz).

Consommer des fruits secs trempés de qualité, surtout les dattes et les figues, les cucurbitacées (du concombre au melon d'eau), poires et raisins non traités.

Plantes et herbes recommandées

Pour éliminer l'infection: ail, échinacée, thym.

Pour relâcher les tissus et atténuer l'inflammation pulmonaire: tussilage, violette.

Pour dilater les bronches: eucalyptus, lobélie (pas plus de 3 gouttes), menthe, éphédra (aussi en inhalation).

Suppléments

Prendre 25 000 u.i. par jour de vitamine A (bêta-carotène); 50 mg 2 fois par jour de Complexe B; 1 000 mg 2 fois par jour de méga C+; 3 cuillères à soupe d'huile de lin (vitamine E); 100 mg 3 fois par jour de vitamine F; 500 mg de chlorure de magnésium et silicium.

Pour bronchite aiguë, absorber le matin à jeun, du manganèse-cuivre et pour bronchite chronique, du cuivre-or-argent en collutoire, 3 pressions 3 fois par jour.

Pour l'amour de soi

Certaines personnes ont la fâcheuse habitude de garder à l'intérieur d'elles-mêmes contrariétés, désaccords et frustrations. Généralement, elles ont aussi de la difficulté à imposer leurs limites. Il est temps qu'elles affirment leurs désirs et leurs besoins.

Elles peuvent aussi méditer, respirer profondément ou pratiquer un exercice doux et progressif.

BRÛLURE

Définition
Lésion produite sur une partie du corps à la suite d'une exposition à une source de chaleur excessive.

Gravité d'une brûlure évaluée par la superficie atteinte:

Bénigne: 10 %;

Grave: 15 à 60 %;

Incurable: plus de 60 %.

Symptômes
1er degré: simple rougeur cuisante;

2e degré: formation de cloques;

3e degré: érosion profonde avec dénivellement;

4e degré: atteinte tissulaire profonde jusqu'à l'os.

En cas de brûlure grave, ne jamais utiliser d'extincteur chimique au moment de l'accident à cause des produits toxiques qu'il contient. Ne pas retirer les vêtements pour ne pas provoquer de lésions irréversibles. Appeler une ambulance.

Causes
Feu; soleil; produits chimiques; électricité; radiations.

Traitements
Alimentation
Favoriser les légumes frais biologiques riches en chlorophylle, les lacto-fermentations et les protéines facilement assimilables pour régénérer rapidement la structure cellulaire ainsi que les acides gras essentiels (huiles biologiques, graines et noix fraîches).

Plantes et herbes recommandées

Pour désinfecter: ail, aunée, hydraste.

Pour calmer: calendule, lavande, plantain.

Pour cicatriser: consoude, grindélie, orme rouge.

Pour atténuer l'inflammation: aloès, mauve, rose.

Suppléments

Privilégier les vitamines et les minéraux suivants:

Vitamine A (bêta-carotène): 25 000 u.i. par jour;

Vitamine B6: 100 mg 2 fois par jour;

Vitamines B12, C et P: 500 mg 2 fois par jour;

Vitamine E: 400 u.i. 2 fois par jour;

Vitamine F: jusqu'à 25 g par jour, 2 cuillères à soupe d'huile de lin biologique.

Calcium: 500 mg 2 fois par jour;

Magnésium: 500 mg 1 fois par jour;

Fer: 25 mg 1 fois par jour;

Soufre: en collutoire 3 pressions 3 fois par jour.

Il est bien évident que toutes les vitamines et tous les minéraux sont importants pour réparer adéquatement les tissus détériorés.

Prendre 1 cuillère à soupe de pollen matin et soir, bien insalivé. En cas d'estomac fragile, le prendre en gélule.

Soins corporels

En cas de brûlure superficielle, laver à l'eau vinaigrée (20 % de vinaigre, 80 % d'eau).

En cas de brûlure plus grave, appliquer de l'eau froide sur la plaie puis du gel d'aloès, de joubarbe ou d'orpin, ou du plantain broyé.

Pour un soulagement rapide, poser de la purée de concombre ou de carotte, une pomme de terre crue ou de l'argile froide.

Quand la brûlure est moins cuisante, appliquer la pâte suivante: huile de germe de blé de qualité, miel pur et racine de consoude broyée ou en poudre séchée (à quantités égales).

Pour finir la cicatrisation, enduire la plaie d'huile de millepertuis.

BURSITE

Définition
Inflammation d'une bourse séreuse servant de roulement à billes à l'articulation de l'épaule.

Symptômes
Douleur plus ou moins vive à l'épaule surtout en mouvement, de type arthritique aigu ou rhumatismal.

Signe de durcissement précoce annonçant d'autres troubles articulaires et même rénaux (voir Arthrite, Goutte).

Causes
Hyperactivité des liquides organiques; mauvaise assimilation du calcium et des autres minéraux qui cristallisent sur l'articulation; articulation surutilisée.

Traitements

Alimentation
Privilégier les légumes verts, les aliments crus et hypotoxiques.

Éviter les protéines animales (excès d'acide urique), les laitages (excès de calcium), le café et les sucres qui durcissent (ceux-ci augmentent la pression artérielle, mobilisent du calcium osseux pour désacidifier le sang et contractent les muscles).

Plantes et herbes recommandées
Pour dissoudre l'accumulation de calcium: chiendent, prêle, véronique.

Pour purifier l'organisme: bardane, lobélie, molène.

Pour augmenter la sécrétion urinaire: busserole, gaillet, sureau.

Pour neutraliser les substances acides: camomille, framboisier, prêle.

Suppléments
Prendre des vitamines B6 et C + bioflavonoïdes ainsi que silice, potassium, magnésium.
Ajouter des enzymes de papaye et du charbon végétal activé pour drainer les résidus de protéines et de minéraux.

Soins corporels
Soulager la douleur avec des compresses et des fomentations chaudes que l'on fait alterner avec des jets d'eau froide localisés. Ajouter des cataplasmes à l'huile de ricin et d'eucalyptus pendant 10 nuits d'affilée.

Pour l'amour de soi

Qui n'a pas entendu la réflexion — fort juste d'ailleurs —: «Il est plus important d'être que d'avoir»? Tous les efforts mis à amasser des biens sont synonymes de tensions; s'occuper de soi, s'adoucir et assouplir son caractère les feront disparaître, et les douleurs avec!

CANCER

Définition
Terme général qui désigne les tumeurs malignes ou la prolifération anarchique de cellules anormales.

Symptômes
Peuvent apparaître longtemps après le début du processus.

Fatigue inexplicable, mauvaise digestion, amaigrissement et perte d'appétit, dépression, douleur plus ou moins vive, locale ou généralisée, mauvaise élimination intestinale et rénale (teint verdâtre), vomissements, faiblesse extrême.

Causes
Génétiques, hormonales ou immunitaires, par exemple la constipation chronique produisant du methylchloranthrène (toxine produite par le colon saturé de protéines animales).

Chimiques: café, tabac, huiles insaturées rancies, additifs alimentaires, polluants, eau chlorée, radiations solaires et électriques, rayons X, substances radioactives et les aliments de plus en plus dénaturés.

Virales: par les animaux comme le papillomavirus (virus des condylomes) ou par les humains.

Traitements

Alimentation
Manger plus que jamais des produits biologiques, des légumes verts, colorés et vivants et ajouter aux menus des graines, des céréales et des légumineuses biologiques. Utiliser des huiles de première pression à froid, surtout de lin, d'olive et de soya.

Les algues de mer, les agrumes, les petits fruits, certains champignons (reishi, mataké, shiitake) et les crucifères sont recommandés.

Rajouter des alliés majeurs: les germinations de toutes sortes, les lacto-fermentations (betteraves), le jus d'herbe de blé, d'orge, de riz et les plantes recommandées plus loin.

Éviter les aliments mutagènes (frits, gras, sucrés, industriels, donc raffinés et indigestes).

Selon le cas, faire un jeûne bien dirigé.

Plantes et herbes recommandées

Pour combattre les virus: buis, trèfle rouge, écorce de saule blanc, violette.

Pour renforcer et tonifier le système immunitaire: ail, échinacée, réglisse.

Pour calmer: cataire, molène, valériane.

Pour reconstituer les cellules détruites: consoude, framboisier, orme rouge.

Pour purifier l'organisme: bardane, lierre terrestre, patience crépue.

Pour aider le moral: élixirs floraux de maïs, de pissenlit ou de rhubarbe.

Suppléments

Ajouter les ingrédients suivants:

Mélange d'antioxydants: 25 000 u.i. par jour de vitamine A (bêta-carotène), 50 mg 2 fois par jour de Complexe B, 500 mg 2 fois par jour de vitamine C, 400 u.i. 1 fois par jour de vitamine E, 500 µg de sélénium, 500 mg 1 fois par jour de magnésium et 25 mg 2 fois par jour de zinc;

Cuivre-or-argent: 3 pressions 3 fois par jour avant les repas;

Luzerne et trèfle biologiques en comprimés, germés ou en teinture;

Huile d'onagre: 3 à 6 gélules de 500 mg par jour;

Bactéries lactiques quand le cancer est d'origine digestive.

Soins corporels

En cas de tumeur sur ou sous la peau, mélanger un groupe de plantes précitées à de l'argile et faire des cataplasmes: les renouveler plusieurs fois. Appliquer ensuite une huile régénérative.

Pour l'amour de soi

Le premier pas à faire est celui qui conduit vers la guérison: il permet de faire le point sur sa vie, sur la façon dont on entrevoit la lutte et les bonheurs à venir. Voici quelques façons de s'y prendre:

Se documenter et décider clairement de ses choix thérapeutiques. Les assumer pleinement, car il est possible de conjuguer différents traitements qui ont fait leurs preuves.

Être prêt à des changements profonds et décidé à se découvrir, à reconnaître ses vraies valeurs, à se pardonner et à se régénérer.

Se discipliner, choisir ses priorités en commençant par lâcher prise.

Méditer, prier, visualiser ses blessures et leur réparation (régénération) au moins 15 minutes par jour, à heure fixe.

Demander de l'aide, d'où qu'elle vienne.

Essayer le plus possible de se donner du bon temps et de se faire du bien. Aller à l'essentiel.

Appeler la vie ou la mort, mais quel que soit son choix, l'accepter pleinement.

Les massages, la musique, les relations profondes avec un proche, le rire, les voyages et toutes les sources de vitalité aident à vivre ce passage pénible.

Mais rien n'est aussi fort que le choix personnel et profond de vivre, encore et par-dessus tout.

CHAMPIGNONS

Définition

Micro-organismes cryptogames qui colonisent la surface de la peau ou des muqueuses et se comportent comme des parasites.

Symptômes du candida albicans

Crevasses, démangeaison, rougeur, infection répétée des muqueuses (angine, rhinite, muguet, vaginite), pied d'athlète ou psoriasis.

Signe de fatigue générale, d'hypoglycémie et de nervosité quand les tissus sont atteints en profondeur jusqu'aux circuits nerveux.

Causes

Absorption de produits chimiques au quotidien, notamment dans l'alimentation: antibiotique, cortisone, contraceptif, engrais, conservateurs, pollution, aliments raffinés.

Aliments contenant trop de glucides et de levure.

Céréales et sucre raffinés, céréales riches en gluten, fruits exotiques et traités, lait malsain et ses dérivés, poulet et œufs aux hormones.

Stress, affaiblissement du système immunitaire.

Traitements

Alimentation

Manger des produits biologiques: algues, céréales, légumes non sucrés, légumineuses, noix fraîches, viandes et poissons sains, noix de coco et petits fruits sauvages.

Plantes et herbes recommandées (usage interne et externe)

Pour détruire les champignons: ail, noyer noir, thuya, armoise, scrofulaire, tanaisie, pau d'arco.

Pour stimuler le système immunitaire: angélique, échinacée, thym.

Pour calmer les démangeaisons: écorce de chêne, mauve, poudre d'orme, patience crépue.
Pour équilibrer le pH: avoine, camomille, prêle.

Suppléments
Prendre: Citricidal (5 gouttes 3 fois par jour avant les repas) ou acide caprylique (2 comprimés par jour), chlorophylle (20 gouttes 3 fois par jour tout le long du traitement), multivitamines (surtout A, C, F), fer, magnésium, zinc, soufre, iode, bactéries lactiques combinées, charbon végétal.
On commence généralement par le charbon végétal (3 fois par jour pendant 1 mois), puis on continue avec l'acide caprylique ou le citricidal (3 doses 3 fois par jour) et enfin par le yaourt (3 fois par jour pendant 1 mois).
Les multivitamines complètes se prennent le matin et à midi pendant la dernière étape de régénération qui dure de 1 à 6 mois.

Pour l'amour de soi
Avant de s'inquiéter outre mesure, il est nécessaire de bien s'informer auprès d'un thérapeute et d'être conscient que la moitié de la population est plus ou moins atteinte à cause du mode de vie moderne. Je vous donne quelques petits trucs pour dédramatiser.
Se soigner méthodiquement en étant réaliste.
Stimuler ses «guerriers intérieurs» plutôt que de focaliser sur les champignons qui aiment l'humidité, l'obscurité et les lieux cachés.
Améliorer son état général grâce à l'air pur, la lumière et le doux soleil.
Ne pas oublier de pratiquer la respiration consciente et la méditation régulière.
Quelques mots d'ordre pour chaque jour: paix, rire, force et joie!

CONJONCTIVITE

Définition
Inflammation de la membrane oculaire.

Symptômes
Brûlure, rougeur, écoulement aqueux ou purulent, mouvements oculaires douloureux, éblouissement dû à une lumière trop vive.

Causes
Intoxication de la lymphe, présence d'un corps étranger, courant d'air pollué (en auto), cataracte, glaucome, allergie, diabète, pollution et substances volatiles irritantes, virus, infection bactérienne, maladie vénérienne, cil recourbé vers l'intérieur de l'œil.

Traitements
Alimentation
Privilégier un régime alimentaire hypotoxique, surtout les aliments diurétiques (dans la journée): céleri, courges, poireau, racines et feuilles vertes. Équilibrer les repas avec des céréales complètes comme base et les oléagineux. Consommer peu de légumineuses, de produits et de sous-produits animaux.
Éliminer le sucre.

Plantes et herbes recommandées (tisane, teinture ou compresse)
Pour neutraliser l'infection: racine de bleuet, échinacée, framboisier, hydraste (très peu), persil.
Pour adoucir: lin, mauve, rose, orme rouge.
Pour calmer la douleur: camomille, coquelicot, laitue.
Pour tonifier la circulation de l'œil: angélique, centaurée, euphraise (le casse-lunettes).

Suppléments

Absorber les éléments suivants:

Bêta-carotène: 50 000 u.i. 2 fois par jour, pendant 10 jours, et vitamine C + bio-flavonoïdes, 1 g 2 fois par jour, puis diminuer à 25 000 u.i. de vitamine A (bêta-carotène) par jour et 500 mg de vitamine C 2 fois par jour pendant 1 mois;

Trois capsules de yaourt au coucher;

Acide borique: 1 cuillère à thé dans 250 ml (1 tasse) d'eau bouillie;

Chlorure de magnésium: 1 cuillère à thé dans 250 ml (1 tasse) d'eau froide;

Iode organique: 3 gouttes dans 250 ml (1 tasse) d'eau bouillie ou en lavements d'yeux avec œillère en verre (2 à 3 fois par jour).

Soins corporels

Éviter de se frotter les yeux et garder une bonne hygiène.

Rechercher la pénombre au lieu du soleil.

Pour les compresses, toujours faire bouillir l'eau et les plantes (sauf les émollientes) et les appliquer 2 à 3 fois par jour. On peut aussi rincer l'œil avec le liquide.

Pour l'amour de soi

La recherche des causes physiques de l'inflammation fait souvent oublier les vraies sources d'irritation.

Même s'il faut laisser reposer sa vue (pas trop de travail à l'ordinateur), il est important de regarder en face ce qu'on ne veut pas voir! Et écouter plus souvent en se fiant moins aux apparences. Tout un programme!

CONSTIPATION

Définition
Rétention anormale des matières fécales.

Symptômes
Difficulté d'évacuation quotidienne, condensation et durcissement des selles, avec douleur à l'expulsion.

Complications possibles: toxémie généralisée, rétention d'eau, réabsorption des déchets toxiques, lésion aux muqueuses intestinales (côlon et intestin grêle), diverticule, fistule, polype, cancer du côlon.

Causes
Hérédité chargée, psychologique et physiologique; manque d'hydratation, manque de bons gras et de fibres; problème biliaire ou hépatique; paresse des muscles abdominaux lisses ou striés; stress et manque de temps, même pour les besoins fondamentaux (les mouvements de masse du côlon se produisent pourtant à raison de 3 appels toutes les 20 minutes, 2 fois en 24 heures); choc psychologique durant le stade anal; avarice, matérialisme exagéré; désir de contrôle; refoulement profond d'émotions.

Traitements
Alimentation
Consommer et bien mastiquer des fibres douces: céleri, cucurbitacées, germinations, salades vertes, etc.

Manger des crudités au moins deux fois par jour au début du repas, avec une bonne vinaigrette: huile biologique de première pression à froid (carthame, lin ou olive) avec du citron et des aromates; une bonne huile est aussi un excellent lubrifiant intestinal.

Se nourrir de céréales fibreuses non irritantes (épeautre, maïs en semoule, orge, sarrasin, quinoa) et de fruits frais: melons de toutes sortes (les consommer seuls).

Moudre ou faire tremper au moins 60 g (¼ tasse) de graines de chia, de lin, de psyllium ou de sésame.

Mettre de côté le sucre, les glucides raffinés (pâtes), les bananes, les laitages et les viandes rouges qui ont tendance à constiper.

Plantes et herbes recommandées
(tisanes, teintures, compresses et lavements)

Pour relâcher les tissus: guimauve ou mauve, poudre d'orme, racine de molène.

Pour faciliter l'évacuation des intestins: cascara, liseron, rhubarbe (utilisation temporaire), chardon Marie (à plus long terme).

Pour régénérer: aunée, marjolaine, noyer noir, thym.

Pour tonifier la circulation abdominale: cayenne, menthe, sarriette.

Pour les cas désespérés: aloès noir et gomme de sapin.

Suppléments

Prendre les vitamines et les minéraux suivants:

Complexe B: 50 mg 2 fois par jour;

Vitamine C: 1 000 mg le matin et à midi;

Chlorure de magnésium: de 100 à 400 mg selon les réactions;

Huile d'onagre: 2 à 4 capsules de 500 mg par jour en 2 prises.

Soins corporels

Une compresse épaisse sur l'abdomen avec une huile médicinale émolliente (ricin et calendule) permet d'obenir des résultats surprenants.

Pour l'amour de soi

Rien de tel pour améliorer l'élimination que d'apprendre à respirer par le ventre, de faire plus d'exercice dehors, surtout avec le bas du corps: la marche, la nage, le vélo et le baladi, pourquoi pas, sont autant de remèdes physiques que psychiques.

Discerner en soi le bien qui régénère et aide à tout évacuer, y compris les pensées négatives en même temps que ses déchets!

CONVULSION, SPASME

Définition
Contractions brusques et involontaires des muscles.

Symptômes
Tics nerveux ou physiques, tiraillements rythmiques incontrôlables, souvent au niveau de la bouche ou des yeux et parfois des muscles striés ou internes.

Causes
Carences en minéraux; irritation du système nerveux; problèmes organiques au cerveau ou à la moelle; blessure ou choc à la tête; toxémie sanguine; empoisonnement; allergie sévère; fièvre intense; épilepsie; congestion du côlon; parasites; douleur très intense; peur ou émotion trop forte. Les convulsions en début de fièvre infantile sont bénignes et passagères, celles pendant une maladie de longue durée sont plus sérieuses.

Traitements
Identifier la cause pour ramener l'équilibre; s'il y a empoisonnement, réagir en fonction de l'irritant.
Desserrer les vêtements, amener la personne à l'air libre.
Ne pas paniquer même si c'est une récidive.
Calmer la personne atteinte, la réconforter avant et après.

Alimentation
Manger des aliments sains, variés et vivants.
Éviter les excitants (café, sucres, boissons gazeuses), les viandes rouges, les gras cuits, les aliments contenant des agents de conservation, les allergènes connus et les repas trop lourds.
Diminuer les hydrates de carbone en général.

Favoriser les protéines complètes riches en minéraux: légumineuses et graines (germées de préférence), les sous-produits animaux (fromages, yaourt, œuf) et les produits de la mer.

Les plantes et les herbes recommandées

En urgence, placer sous la langue 3 à 5 gouttes maximum de teinture de lobélie, 7 gouttes de teinture de pivoine ou de scutellaire.
Pour combattre les spasmes: aubépine, camomille, menthe.
Pour nettoyer l'organisme: ail, cayenne, ortie.
Pour calmer le système nerveux: bourrache, cataire, valériane.
Pour éviter les fermentations: aneth, coriandre, menthe, sarriette.

Suppléments

Rajouter les vitamines et les minéraux suivants:
Complexe B: 100 mg 2 fois par jour;
Vitamine C + bioflavonoïdes: 1 000 mg 2 fois par jour;
Vitamine E: 400 u.i. 2 fois par jour;
Vitamine F: 2 cuillères à soupe 2 fois par jour;
Potassium, calcium et magnésium, silicium, zinc et vitamine D: 500 mg 3 fois par jour;
Lécithine de la phosphatydilcholine extraite du soya à froid: 3 capsules par jour.

Soins corporels

Faire prendre un bain tiède à la menthe.

Pour l'amour de soi

Si les convulsions sont d'origine épileptique, il est nécessaire de bien se documenter sur cette maladie. Faite d'intenses décharges neurologiques et musculaires, elle était autrefois appelée le mal des illuminés. Elle atteint des êtres de grande qualité, à la sensibilité exacerbée mais souvent divisés, en lutte avec eux-mêmes — si ce n'est psychiquement, du moins biochimiquement. Toutefois, si la nature a éprouvé certaines personnes, elle est aussi capable d'ouvrir des portes de salut.

CYSTITE

Définition
Inflammation aiguë ou chronique de la vessie.

Symptômes
Miction douloureuse avec sensation de brûlure, infection du méat, polyuries, parfois sang dans l'urine.

Causes
Infection des voies urinaires supérieures; infection des organes génitaux; candidose; pierres aux reins; toxémie; présence d'un cathéter.

Traitements

Alimentation
Privilégier une alimentation plutôt végétarienne.

Boire beaucoup d'eau pure, de jus de canneberges non sucré, de bouillons de légumes, surtout d'alliacés et de cucurbitacées.

Éviter les aliments riches en acide urique (viandes rouges, fruits de mer, levure), les fruits acides (sauf les canneberges), les oxalates (épinards, asperges) et les laitages dont les carbonates forment facilement des cristaux irritants.

Plantes et herbes recommandées
Pour dissoudre les pierres: baies de genévrier, pissenlit, prêle, véronique.

Pour favoriser l'élimination: busserole, chicorée, épilobe.

Pour régénérer la muqueuse de la vessie et l'urètre: ail, bourse-à-pasteur, framboisier.

Pour combattre l'infection: ail, échinacée, thym, sureau.

Pour atténuer l'inflammation: fenugrec, guimauve, orme rouge.

Suppléments

Rajouter les éléments suivants:

Propolis d'abeille: 3 g par jour pendant 10 jours;

Vitamine C + bioflavonoïdes: 1 g 3 fois par jour après les repas;

Silicea (médicament homéopathique): 4 fois par jour;

Capsules de yaourt: avant les repas (jusqu'à 8 par jour).

Soins corporels

Prendre des bains de pieds chauds aux plantes: busserole, romarin et sureau.

Pour l'amour de soi

Comme pour toutes les maladies inflammatoires, les causes psychiques sont généralement les irritants de la vie quotidienne. Il est également bon de s'interroger sur sa satisfaction sexuelle.

Pour se désacidifier, il est important de garder les facteurs de stress dans les limites du raisonnable.

En cas de récidive, on doit veiller à détecter la vraie cause, de quelque ordre qu'elle soit.

DÉMANGEAISONS

Définition
Irritation de la peau.

Symptômes
Chaleur, rougeur, picotement et suintement.

Causes
Maladies de peau; bactéries multipliées par manque d'hygiène; carences nutritionnelles; bains chauds prolongés et parfums chimiques; désordre des reins; toxémie; transpiration toxique; parasitose; allergie au chlore de l'eau; peau trop sèche; diabète; lupus.

Traitements
Alimentation
Éviter les irritants: alcool, chocolat, laitages gras, sel et sucre, viandes malsaines, produits chimiques et industriels.

Favoriser les céréales biologiques fraîches, les huiles, les graines et les noix de qualité, les légumineuses bien cuites, les légumes frais biologiques (surtout verts), les racines, les fruits doux de saison.

Plantes et herbes recommandées
Pour hydrater la peau sèche et irritée: calendule, lavande, marjolaine.
Pour combattre la douleur: camomille, échinacée, girofle.
Pour lutter contre les allergies: ephédra, lobélie (peu), menthe.
Pour nettoyer le sang: racine de bardane, ortie, patience.
Pour éliminer les parasites: ail, noyer noir, thym.
Pour éviter la constipation: chardon Marie, menthe, chicorée, pissenlit.

Suppléments

Suivant les causes, prendre les suppléments suivants:

Peau sèche chronique: vitamines A, D, E, F.

Allergie: B6, calcium, magnésium, zinc.

Nervosité: Complexe B, zinc, calcium, magnésium, silice, lécithine.

Parasites: 500 mg 2 fois par jour de vitamine C, 3 pressions 3 fois par jour de soufre, 1 capsule 3 fois par jour de silice ou comprimé issu de la prêle.

Soins corporels

Cure de détoxication au printemps et à l'automne: 3 cures de 21 jours pour le nettoyage, dans l'ordre, du foie, des reins et du sang.

Pour le foie: artichaut, chardon Marie, pissenlit.

Pour les reins: busserole, gaillet, sureau.

Pour le sang: bardane, patience, trèfle rouge.

Massage local avec un mélange d'huile d'olive (80 %) et d'huile essentielle de lavande, de géranium ou de néroli (20 %).

Cataplasmes d'argile: les renouveler et ne pas les laisser sécher.

Bains à la paille d'avoine, au vinaigre de cidre (500 à 750 ml ou 2 à 3 tasses), au soda.

Application de farine de lin ou de seigle, de carottes ou de pommes de terre rapées, de gel d'aloès.

Pour l'amour de soi

Éviter ce qui nous irrite et exprimer ce qui nous démange!

DÉMINÉRALISATION

Définition
Élimination excessive des substances minérales nécessaires à l'organisme.

Symptômes
Chute anormale des cheveux, ongles cassants, peau terne, décalcification dentaire, fractures fréquentes (à l'extrême), ostéoporose, fatigue chronique, grande nervosité, crampes et spasmes musculaires, tics nerveux, insomnie, troubles de croissance chez l'enfant.

Causes
Alimentation carencée; stress constant; hyperacidité prolongée; côlon congestionné; flore bactérienne pauvre.

Traitements
Alimentation
Privilégier les céréales complètes biologiques, les légumineuses foncées, les légumes très verts, les racines, les fruits secs, les algues de mer et les lacto-fermentations.
Éviter les acidifiants: café, sucre, excès de protéines animales.
Prendre du vinaigre de cidre et des plantes acidulées — pour leurs effets combinés à la vitamine C et aux minéraux.

Plantes et herbes recommandées
Pour drainer le foie et assainir la bile: achillée, camomille, pissenlit.
Pour nettoyer les reins: framboisier, ronce, prêle, verge d'or.
Pour changer le pH sanguin: paille d'avoine, églantier, potentille.
Pour reminéraliser: chêne, luzerne, ortie.

Suppléments

Toujours choisir des suppléments bien balancés avec leurs cofacteurs, sinon prendre du lithotamnium ou un composé de tous les calciums organiques combinés (par exemple, le calcium NuLife avec magnésium, zinc, vitamines A et D, 250 mg 3 fois par jour).

Ajouter aussi du silicium (ortie ou prêle), du fer (chlorophylle ou luzerne, 50 mg par jour) et des capsules de yaourt (une avant chaque repas).

Prendre, dans certains cas, les vitamines Complexe B (50 mg 2 fois par jour).

Pour l'amour de soi

Une règle est toujours de mise pour éloigner la maladie: prendre soin de soi. Voici deux petits conseils:

Apprendre à respirer et à se relaxer;

Se renforcer en évitant ainsi que les autres prennent le dessus sur nos émotions et épuisent nos réserves vitales.

DÉPRESSION

Définition
État mental pathologique caractérisé par de la lassitude, du découragement, de la faiblesse ou de l'anxiété. Cette maladie est plus ou moins intense, durable ou répétitive selon la cause et l'individu.

Symptômes
Asthénie physique et psychique, démotivation profonde, tristesse prolongée, perte d'intérêt pour soi-même, pour son entourage et pour son travail, difficultés de concentration, changements d'attitudes et de caractère, crises de colère, de fous rires ou de désespoir sans cause apparente, insomnie, anorexie ou boulimie, désir de disparaître ou de mourir.

Causes
Psychiques et psychologiques
Chagrin d'amour, déception importante; chocs: accident grave, deuil, échec; maladie, misère, solitude; épuisement professionnel ou surmenage; maladie bipolaire ou maniacodépression; névrose ou psychose latente; lâcheté et peur face à l'inconnu malgré un besoin profond de changement; vieillesse difficile et peur de la mort; dépendances: affection, alcool, drogue, jeu, pouvoir, sexualité, etc.

Biochimiques
Manque de lumière: dépression saisonnière, notamment en hiver;
Carences en minéraux: calcium, phosphore, magnésium, fer, zinc;
Carences en vitamines: A, Complexe B, C et F;
Carences en acides aminés: tyrosine, tryptophane, glutamine;
Carences en endorphines: dopamine, sérotonine, mélatonine;
Allergies alimentaires non détectées;

Hypoglycémie et hypothyroïdie;
Intoxication aux métaux lourds: cuivre, mercure, plomb.

Traitements

Alimentation

Éviter l'alcool, le café, le sucre raffiné, les fritures, les additifs chimiques, les substituts de sucre, les gras saturés, les aliments surcuits.

Favoriser les légumes crus et verts foncés (cresson, épinard, chicorée, pissenlit, piment, persil) et les fruits doux mûrs.

Manger des céréales complètes à chaque repas (maïs, orge, quinoa, seigle, sarrasin, riz sous forme de galettes, de semoule, en grains ou en pains) mais toujours avec une petite quantité de protéines complémentaires (graines, noix ou légumineuses). Comme collation, prendre un dessert sans sucre.

Utiliser des huiles de première pression biologiques pour aider le foie, les intestins et tout le système nerveux.

Plantes et herbes recommandées

Pour renforcer le système nerveux: angélique, basilic, millepertuis, romarin.
Pour calmer les nerfs: bourrache, camomille, verveine.
Pour relaxer le corps: aubépine, houblon, valériane.
Élixirs de fleurs: ail, achillée, aneth, clarkie, pétunia, verge d'or, zinnia.

Suppléments

Complexe B: 50 mg 2 fois par jour;
Vitamine C: 500 mg 2 fois par jour;
Magnésium (Chlorure): 300 mg 2 fois par jour;
Zinc: 50 mg au petit-déjeuner;
Manganèse: 3 doses par jour en collutoire.

Pour l'amour de soi

Si les causes de la dépression sont multiples, les façons de s'en sortir le sont aussi; il n'y a pas de recette universelle.

Voici quelques sorties de secours:

Apporter du changement dans sa vie: s'arrêter et réfléchir à ses besoins réels et à ses insatisfactions profondes.

Chercher de l'aide auprès d'un thérapeute.

Partir en voyage, en quête d'évolution.

Se faire masser, prendre des cours de conscience du corps.

Aller camper seul dans la nature pendant une semaine.

Aider ses semblables encore plus souffrants.

Méditer ou prier une heure par jour au moins.

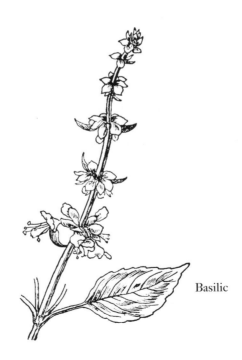

Basilic

DIABÈTE

Définition

Maladie liée à un trouble de l'assimilation des glucides à cause d'une déficience du pancréas. Celui-ci cesse de sécréter de l'insuline, hormone qui régularise le taux de sucre dans le sang.

Trois grands types

Diabète juvénile: souvent congénital, le plus difficile à corriger.

Diabète sucré: deux fois plus courant chez les hommes vieillissants.

Diabète rénal: dû à une lésion rénale qui fait réabsorber le glucose.

Le diabète de grossesse est transitoire et il est dû au stress et à la suralimentation. Il retient dans le sang, outre le glucose, d'autres sucres comme le lévulose ou le pentose.

Symptômes

Asthénie mentale et physique, digestion lente, sommeil agité.

Soif intense, inextinguible, suivie de fringales et de mictions très nombreuses.

Inflammations répétées dans la bouche, tendances aux furoncles et aux micro-hémorragies diffuses (couperose, saignements aux gencives, hématomes).

Amaigrissement brutal suivi de rétention d'eau, dépression psychique et corporelle marquée, haleine avec une odeur de reinette pourrie, risque de surinfection et d'angine. Vision altérée, risques de cataracte et de rétinopathie.

Au pire, coma diabétique précédant la mort.

Causes

Hérédité; habitudes alimentaires à risques; hypoglycémie et boulimie chroniques; hyperémotivité, égocentrisme, autoapitoiement; autres déséquilibres glandulaires: hypophysaires, thyroïdiens, surrénaliens ou ceux du système reproducteur; lésions hépatiques, pancréatiques; traumatisme majeur; choc; infections graves; grossesse négligée; alcoolisme; toxicomanie; surmenage.

Traitements

Ne jamais supprimer l'insuline, la diminuer seulement selon l'amélioration de la glycémie.

Alimentation

Manger le moins possible de sucres simples ou doubles. Privilégier les sucres complexes sains.

Prendre des protéines à chaque repas.

Supprimer l'alcool et les excitants.

Favoriser les légumineuses germées particulièrement bénéfiques.

Plantes et herbes recommandées

Pour nettoyer le côlon: chicorée, mauve, psyllium.

Pour drainer les reins: busserole, gaillet, vinaigrier.

Pour renforcer le pancréas: eupatoire, aunée, eucalyptus, gingembre, fenugrec.

Pour aider le système nerveux: basilic, coriandre, laitue, mélisse, valériane.

Pour régulariser la glycémie: bleuet, racine de pissenlit, de guimauve et de réglisse.

Soins corporels

Prendre des bains aux plantes précitées (selon les symptômes), au sel de mer, aux algues ou au vinaigre de cidre de pomme pour éliminer les déchets métaboliques: l'acétone, les urates, les chlorures, l'excès de glucose.

Pour l'amour de soi

Un ensemble de petites choses peut donner de grands résultats:

Se reposer plus souvent;

Rire et s'ouvrir plus aux autres;

Oxygéner le sang par l'exercice et la respiration profonde;

Oublier les vieux souvenirs amers;

Être plus sobre et changer ses priorités;

Se souvenir que les vrais efforts sont toujours récompensés.

DIARRHÉE

Définition
Émissions fréquentes de selles trop liquides. La diarrhée est un symptôme de déséquilibre et non une maladie.

Symptômes
Signes de déshydratation: faiblesse, yeux creux, peau qui garde le pli, crampes intestinales, plus de trois expulsions fécales par jour. Être vigilant chez les enfants de moins d'un an; risque de convulsions et d'encéphalite!

Causes
Indigestion et affections gastriques; dysfonctionnement du foie; troubles de la sécrétion biliaire; choléra, dysenterie, typhoïde (dans les pays chauds surtout); parasitoses tropicales: amibiase, bilharziose, lamblias, malaria; parasitoses locales: ascaridiose, oxyurose; déséquilibre de la flore intestinale: candidose, colibacillose; colites diverses; antibiothérapie trop fréquente; diverticulose; nutrition inadéquate, excès de vitamine C ou d'acides organiques; stress intense; colère ou peur chronique.

Traitements
En cas de diarrhées chroniques, consulter absolument un gastroentérologue.

Alimentation
En phase aiguë, s'hydrater continuellement avec, au besoin, de l'eau salée (tamari), de l'eau sucrée (sucre naturel) ou de l'eau pure.
Jeûner (sauf les nourrissons).
Après 2 à 3 jours, boire des bouillons de racines (carottes, panais, chou-rave), de l'eau de riz, de la poudre de caroube dans du lait de riz ou d'amandes.
Pour la femme qui allaite et l'adulte: suivre une diète hypotoxique quel-

ques jours: riz, orge perlée, tapioca et racines en soupe ou en purée.

En cas de travail très physique, ajouter un œuf dur ou de la viande rouge maigre, une banane ou une pomme pelée.

Éviter le plus possible: alcool, café, tabac, sucreries, vinaigre blanc, fruits et jus de fruits acides, céréales riches en fibres (pain au son, All Bran), crudités fibreuses (céleri, brocoli, carottes crues).

Plantes et herbes recommandées

Pour combattre les spasmes: cataire, grande camomille, lierre terrestre, thym.

Pour resserrer les tissus: écorce de chêne, feuilles de framboisier, racines de bleuet et de fraisier, fleurs de salicaire.

Pour régénérer la muqueuse intestinale: consoude, poudre d'orme, marjolaine.

Pour tuer les parasites: ail, noyer noir, scrofulaire.

Suppléments

En cas de dévitalisation, prendre un bon tonique minéral (extrait de germes de blé, de riz ou orge déshydratés ou de plantes riches en minéraux) et des multivitamines de source naturelle, de 2 à 3 doses par jour.

En cas de crise, prendre 3 capsules de bactéries lactiques 3 fois par jour pendant 10 jours.

Ajouter 5 g de sel de mer dans 1 litre d'eau et boire la solution.

Prendre du charbon végétal activé jusqu'à 2 capsules 3 fois par jour pendant les crises, sinon 1 capsule 3 fois par jour.

Soins corporels

Lors de crampes et de spasmes intestinaux, masser le bas-ventre avec une huile calmante (olive et camomille) ou faire des compresses avec de la chaleur humide.

Pour l'amour de soi

Changer totalement sa façon de manger, de penser et de vivre!

DYSPEPSIE
(DIGESTION LENTE ET DIFFICILE)

Définition
Transformation difficile et lente des aliments dans le tube digestif avant d'être assimilés.

Symptômes
Lourdeurs, fatigue mentale et physique, rots, gonflements.

Causes
Suralimentation; mauvaise mastication; manque d'enzymes, de fibres ou de vitamines; manque d'acide chlorhydrique; mauvaises combinaisons alimentaires; trouble fonctionnel d'un organe digestif majeur; maladie chronique généralisée; hyperacidité; reflux biliaire; insuffisance pancréatique ou hernie hiatale.

Traitements
Alimentation
Manger plus légèrement et ne pas avaler plus que ce que l'on est capable de digérer.

Ne pas mélanger trop d'aliments, étudier et appliquer les règles de base des combinaisons alimentaires (voir Gaz).

Commencer le repas avec des crudités et des bactéries vivantes comme les légumes lacto-fermentés.

Boire une cuillerée à soupe de vinaigre de cidre dans 250 ml (1 tasse) d'eau tiède, 15 minutes avant les repas.

Éviter les fritures, le fromage, les viandes trop cuites, les desserts.

Ne pas trop parler et boire peu en mangeant.

Plantes et herbes recommandées

Pour prévenir la formation de gaz intestinaux: anis, carvi, coriandre.

Pour tonifier le système: plantes amères (angélique, ache, gentiane).

Pour combattre les spasmes: camomille, mélisse, romarin, verveine.

Pour digérer les gras et les protéines: estragon, menthe, sarriette, pissen-lit, thym.

Suppléments

Rajouter à l'alimentation:

Broméline, bétaïne et papaïne: une gélule après chaque repas;

Pepsine et consoude en comprimés;

Fer et vitamine B12: 25 mg après le repas du midi;

Capsules de yaourt: 2 avant chaque repas;

Charbon végétal activé: après chaque repas;

Calcium-magnésium en poudre ou en comprimé masticable avec de la menthe rajoutée: 500 mg après chaque repas.

Soins corporels

Fortifier la triple couche de muscles stomacaux et le diaphragme avec des exercices physiques et respiratoires.

Pour l'amour de soi

Le mot «calme» est un mot de passe qui ouvre les portes de la guérison.

Manger seulement quand on est calme et ne pas s'énerver pendant la digestion.

Repérer les irritants mentaux et sentimentaux pour corriger sa vision ou sa position.

ECZÉMA, DERMATOSE, PSORIASIS

Définition
Maladies inflammatoires de la peau.

Symptômes
Rougeurs, brûlures et picotements.
Petits boutons formant des ampoules d'eau qui éclatent et s'infectent.
Éruptions cutanées suintantes ou purulentes accompagnées de croûtes, d'écailles et de fissures.

Causes
Allergies topiques à des irritants chimiques ou organiques; allergies alimentaires non identifiées; intoxications lymphatique et sanguine; immunité excessive ou épuisée; candidose et hypoglycémie; hérédité chargée (allergies et problèmes au foie); constipation; mucosités chroniques; déséquilibre chronique de la glycémie; émotivité et nervosité incontrôlées; carences en vitamines A et Complexe B, silice, soufre, calcium, zinc.
Irritation mentale refoulée.

Traitements
Alimentation
Repérer et éviter les allergènes: agrumes, levure, blé raffiné, laitages, maïs, noix, poisson, sucre, préservatifs.
Ne pas trop manger, surtout des desserts et des fruits acides.
Éviter les aliments formateurs de mucus: féculents raffinés, banane, laitages, noix rances, viandes indigestes (charcuterie, porc).
Favoriser les céréales alcalinisantes (millet, riz, quinoa), les acides gras essentiels des graines et des huiles.
Augmenter les protéines digestes: céréales cuites (¾) + noix ou légumineuses (¼).

Plantes et herbes recommandées

Pour nettoyer le foie: camomille, chardon béni, romarin.

Pour désinfecter: ail, échinacée, lavande.

Pour cicatriser: calendule, géranium, patience.

Pour nettoyer le sang: bardane, ortie, pissenlit.

Pour régulariser le pH: framboisier (feuille), paille d'avoine, prêle.

Suppléments

Pour alcaliniser et reminéraliser les tissus: calcium, magnésium, soufre: en collutoire 3 pressions 3 fois par jour pendant 1 mois;

Fer, potassium, zinc, 25 mg le matin;

Iode et chlorophylle: un tonique minéral à base de petits fruits, de feuilles vertes et de pousses de céréales germées ou d'algues.

Rajouter 2 fois par jour:

Vitamine A (bêta-carotène): 25 000 u.i.;

Complexe B: 50 mg;

Vitamine C Ester: 1 000 mg;

Vitamine E: 400 u.i.

Soins corporels

Selon les symptômes, faire un onguent avec de l'huile, de la cire d'abeille et les plantes précitées.

Pour l'amour de soi

Les maladies de peau sont un bel exemple de somatisation. On peut contrer les effets de ces maladies de plusieurs façons:

Accepter de changer, éliminer ses fixations négatives;

Faire des sacrifices pour améliorer sa qualité de vie intérieure;

Adoucir son caractère et faire la paix avec soi-même;

Oxygéner son corps en pratiquant la respiration profonde;

Soigner ses plaies mentales au fur et à mesure.

EMPOISONNEMENT ALIMENTAIRE

Définition

Ensemble de troubles consécutifs à l'introduction d'un poison dans l'organisme (surtout par la bouche).

Symptômes

Crampes, douleurs abdominales, diarrhée, tremblements, nausées, urticaire, œdème, torpeur, vomissements, fièvre ou sensation de froid intense, pâleur, panique (selon la substance ingérée et la résistance de la personne).

Causes

Ingestion de produits toxiques, liquides ou solides.

Aliments toxiques

Hamburger mal cuit; fruits de mer, surtout huîtres et moules; œuf dur non réfrigéré; poulet insuffisamment cuit ou cuit depuis longtemps; laitages non réfrigérés.

Traitements

Si c'est possible, questionner la personne sur la nature du produit ingéré.

Dégager le cou de la personne et la coucher sur le côté.

Vérifier la respiration, les battements cardiaques et le pouls.

En cas de faiblesse cardiaque, placer de la teinture de cayenne pure sous la langue ou donner du café fort et appeler le service d'urgence 911 (à moins que vous ne sachiez pratiquer la réanimation cardio-respiratoire).

En cas de haute toxicité (produits caustiques, solvants, médicaments, drogues), appeler le Centre antipoison du Québec, 1 800 463-5060.

Ne faire vomir qu'en cas d'empoisonnement alimentaire récent (moins de 3 heures).

Administrer des plantes vomitives (voir le paragraphe Plantes et herbes recommandées) et chatouiller la luette avec un doigt propre pendant quelques instants.

Alimentation

Éviter de manger mais boire beaucoup d'eau argileuse ou citronnée, ou des jus d'herbes dépuratives pendant plusieurs jours.

Plantes et herbes recommandées

Pour faire vomir: asaret ou gingembre sauvage, camomille (en grande quantité), lobélie (en petite quantité), moutarde, racine de violette, teinture d'Ipéca (en pharmacie).

Pour purifier l'organisme: ail, menthe, sauge.

Pour calmer: brunelle, camomille.

Pour stimuler les fonctions du foie: chardon Marie, pissenlit, romarin.

Pour neutraliser les alcaloïdes (digitaline, codéine ou morphine): écorce de chêne très concentrée.

Pour traiter les irritants (détergents, eau de Javel, etc.): mucilages en mégadoses (lin ou psyllium moulu et mauve).

Suppléments

Soufre (fleur de soufre), une cuillère à thé dans l'eau 10 jours d'affilée.

Vitamine C: de 1 à 5 g par jour antitoxique.

Complexe B: 2 fois 500 mg si les nerfs ont été affectés.

Calcium citrate: 2 fois 500 mg s'il y a hyperacidité des muqueuses.

Vitamine A (bêta-carotène): pour régénérer les muqueuses, 10 000 u.i. durant 3 semaines.

Autres soins

Pour les intoxications intestinales: lavements et bains au sel de mer, au gingembre et au vinaigre.

Pour éliminer les métaux lourds: blanc d'œuf ou fromage à pâte cuite.

Un des contrepoisons les plus employés: le charbon végétal activé, jusqu'à 4 gélules 5 fois par jour.

Régler la constipation éventuelle avec de l'huile de lin.

G A Z

Définition

Fermentation ou putréfaction stomacale ou intestinale.

Se manifeste sous forme d'aérophagie et d'éructations, quand la fermentation a lieu dans l'estomac, et de ballonnements et de flatulences, quand elle a lieu dans l'intestin.

Symptômes

Gêne dans la région stomacale ou abdominale liée à la tension intraviscérale causée par la pression des gaz.

Éructations et flatulences plus ou moins odorantes et sonores.

Causes

Suralimentation prolongée; excès de protéines et de graisses dans l'estomac; excès de glucides dans les intestins; mauvaise combinaison des aliments; hyperacidité gastrique; reflux biliaire; hernie hiatale; pancréatite chronique; flore intestinale pauvre.

Traitements

Alimentation

Étudier et respecter les règles de base des combinaisons alimentaires.

En voici les grandes lignes:

Au même repas

• Ne pas mélanger les protéines animales avec les féculents (pain, pommes de terre);

• Ne pas manger de fruits (les prendre en dehors des repas);

• Éviter les desserts;

• Ne pas boire en mangeant;

• Ne pas mélanger deux protéines concentrées (légumineuses et fromage).

«Si tu mélanges plus de 3 ou 4 aliments dans la même assiette, ton corps devient un marais putride!» (Hippocrate);

• Ne pas trop parler en mangeant.

Privilégier le plus possible une alimentation végétale et biologique.

«Boire ses aliments et mâcher ses boissons!» (Hippocrate): pour respecter cette règle ancienne, manger une soupe de vie avant les repas: yaourt, kéfir ou filia[1], avec 1 petite quantité de miso[2] et 1 cuillère à soupe de jus lacto-fermenté.

Commencer par du cru, puis ingérer des céréales cuites, des légumes et un peu de légumineuses (bien cuites et assaisonnées).

Plantes et herbes recommandées

Pour prévenir la formation des gaz: ache, anis, aneth, coriandre, carvi, fenouil.

Pour supprimer les mauvaises odeurs: estragon, hysope, sarriette, thym.

Pour tonifier les muqueuses intestinales: plantes amères, aunée, angélique, gentiane, persil, réglisse.

Pour combattre les spasmes: origan, marjolaine, mélisse, menthe.

Suppléments

Prendre une dose de charbon végétal activé avant chaque repas et des bactéries lactiques entre les repas: 6 milliards par capsule.

Boire avant les repas une solution de vinaigre de cidre biologique et d'eau (1 cuillère à soupe dans 1 tasse d'eau).

Rajouter 2 fois par jour du calcium-magnésium, des vitamines A et D, du zinc (tous combinés mais avec principalement 500 mg de calcium-magnésium) et des enzymes de papaye à la fin de chaque repas.

Pour l'amour de soi

Ne plus avaler n'importe quoi!

Pour bien digérer, il est important de se respecter et de ne plus supporter n'importe quoi en repérant les irritants émotionnels et psychiques.

Pratiquer la respiration profonde aura un effet bénéfique sur tout le système digestif.

---

1. Filia: levure particulière qui rend le lait filamenteux.
2. Miso: pâte de soya salée et fermentée.

GRIPPE

Définition

Maladie infectieuse, à virus, contagieuse, souvent épidémique, caractérisée par un abattement général et des symptômes variés. Transmission par les muqueuses et par les mains.

Symptômes

Fièvre, courbatures, sensation de froid, fatigue générale et musculaire, éternuements, nez et yeux qui coulent, congestion nasale, voix enrouée, mucosités, maux d'oreilles.

Incubation: 7 jours, durée: 7 jours.

Causes

Fatigue accumulée; saturation en toxines (de l'organisme, du sang et de la lymphe); carences nutritionnelles; coup de froid; manque d'air pur; dessèchement des muqueuses; immunité diminuée.

Traitements

Alimentation

Boire beaucoup de liquides sains: jus et bouillons de légumes biologiques. Privilégier une alimentation végétarienne, les lacto-fermentations, les végétaux acides: citron, rhubarbe, petits fruits, oseille…

Plantes et herbes recommandées

Pour faire baisser la fièvre: achillée, camomille, cataire, eupatoire.

Pour liquéfier les mucus et décongestionner: ail, eucalyptus, menthe, raifort, tussilage.

Pour neutraliser les microbes: ail, hydraste, marrube, thym.

Pour stimuler le nettoyage intestinal: camomille, mauve, rhubarbe, romarin, sarriette.

Pour renforcer l'immunité: ail, cayenne, échinacée, églantier, eupatoire.

Suppléments

Prendre 3 fois par jour entre les repas des capsules de yaourt (6 milliards) et 500 mg toutes les 2 heures de vitamine C et de bioflavonoïdes.

Boire à jeun 2 fois par jour du cuivre (3 pressions de collutoire), 25 g de fer chelaté et 500 mg 2 fois par jour de chlorure de magnésium liquide.

Soins corporels

Faire des lavements intestinaux à l'ail, au gingembre et à l'huile de lin.

Prendre des bains de pieds piquants avec cayenne, moutarde en poudre ou raifort.

Se masser les sinus avec un onguent doux et décongestionnant, par exemple un cérat à l'huile d'olive, calendula et menthe.

Envelopper les mollets avec des compresses au vinaigre.

Placer de l'ail pilé mélangé à de l'huile d'olive dans des bas de laine que vous gardez aux pieds pendant 2 à 3 heures.

Pour l'amour de soi

Il est temps de prendre conscience de ses excès et de ses manques. Il est conseillé de prendre 2 à 3 jours de repos, surtout dans la phase aiguë, et de ne pas s'apitoyer sur son sort: quelques petites grippes valent mieux qu'un cancer.

HÉMORRAGIE

Définition

Écoulement de sang dû soit à la rupture d'un vaisseau, soit à la perméabilité pathologique d'une paroi vasculaire.

Symptômes

Il y a différents degrés de gravité dans les hémorragies:

Hémorragie interne (consécutive à un choc): chute brutale de pression, bâillements incontrôlables, souffle court, convulsions, perte de conscience. Peut engendrer la mort.

Hémorragie externe artérielle avec effusion de sang rouge vermeil coulant par saccades et hémorragie externe veineuse avec effusion de sang rouge foncé, moins abondante et coagulante.

Causes

Accouchement; blessure; coupure; choc; rupture de vaisseaux internes; irritations ou inflammations profondes (colite); sang trop liquide; vaisseaux trop fragiles ou sclérosés; haute pression; engorgements et intoxications diverses, endométriose ou préménopause.

Les analgésiques chimiques, les antibiotiques, l'aspirine, les antihistaminiques, les corticoïdes, les hypotenseurs, l'alcool, le tabac et les épices fortes torréfiées (poivre noir) favorisent les ruptures des capillaires.

Traitements

Vous ne trouverez pas ici les traitements pour les cas les plus graves qui nécessitent des soins spécialisés.

Alimentation

Augmenter les plaquettes sanguines en consommant régulièrement des choux de toutes sortes, des graines de sésame, des jaunes d'œufs sains, du yaourt, des céréales complètes et des légumineuses.

Éviter les fruits et les légumes acides qui liquéfient le sang;

Absorber des bioflavonoïdes: cassis, raisin, piment et sarrasin.

Plantes et herbes recommandées

Pour arrêter l'hémorragie externe: cayenne séchée.

Pour coaguler le sang: achillée millefeuille, bourse-à-pasteur, consoude, hamamélis, potentille, vigne rouge.

Pour renforcer les globules rouges en minéraux: fenugrec, luzerne, ortie, prêle, varech.

On peut utiliser toutes ces herbes pour un lavement ou une douche vaginale: une cuillère à thé par tasse d'eau, mélange que l'on doit faire bouillir.

Suppléments

Vitamine A: 25 000 u.i. de bêta-carotène.

Vitamine C: 2 fois 1 000 mg de bioflavonoïdes.

Vitamine K: en oligoéléments 3 fois 5 comprimés avant les repas.

Zinc: 2 fois 50 mg par jour.

Pour l'amour de soi

Éviter de se mettre en colère, de se soumettre au froid, à la chaleur excessive ainsi qu'à un stress prolongé, car tout cela nuit à la santé des vaisseaux sanguins.

HÉMORROÏDES

Définition

Tumeur variqueuse qui se forme à l'anus et au rectum par la dilatation d'une ou de plusieurs veines de la région anale.

Symptômes

Du gonflement indolore, interne ou externe, au saignement et à l'infection.

Parfois, douleur du constricteur ou sphincter jusqu'au périnée au moment de l'évacuation des selles.

Causes

Grossesse et accouchement difficile; constipation chronique ou même diarrhée à répétition; colite ulcéreuse; polype; manque d'exercice, sédentarité; obésité; contact prolongé au froid.

Traitements

Alimentation

Arrêter l'alcool, le café, les épices et le sucre.

Éviter les irritants et les fibres trop denses.

Favoriser les céréales alcalines, les tubercules en purée, les légumineuses bien cuites, les huiles biologiques, les graines et les noix sous forme de beurre.

Plantes et herbes recommandées (en teinture-mère et en tisane)

Pour nettoyer le sang: ail, framboisier, trèfle rouge.

Pour amollir les engorgements: guimauve, poudre d'orme, psyllium.

Pour désinfecter localement: brunelle, lavande, plantain.

Pour réparer les veines: achillée millefeuille, écorce de chêne, chardon Marie.

Suppléments

Prendre les vitamines et les suppléments suivants:

Vitamine A: 25 000 u.i. de bêta-carotène ou 10 000 u.i. de rétinol;

Vitamine B6: 100 mg;

Vitamine B12: 500 µg;

Vitamine C et bioflavonoïdes: 500 mg 2 fois par jour;

Vitamine E: 400 u.i. 2 fois par jour;

Vitamine K: en extrait homéopathique;

Vitamine F: 2 cuillères à soupe ou 3 fois 500 mg en capsules par jour;

Silice: en extrait de prêle, 500 mg 2 fois par jour;

Zinc: 50 mg

Soins corporels

Faire des bains de siège froids, 2 fois par jour pendant 30 secondes.

Poser des cataplasmes d'argile épais, 2 fois par jour pendant 15 minutes.

Appliquer un mélange d'huile d'olive et de gomme de sapin (50/50) matin et soir.

Mettre un suppositoire de pomme de terre crue trempée dans du gel d'aloès.

Étendre un onguent au soufre et aux herbes (chêne, consoude, chou, scrofulaire, noyer noir).

Faire des lavements à l'ail, à l'écorce de chêne, à la lavande et à la poudre d'orme.

Pour l'amour de soi

Il est primordial de régler les vieilles tensions liées au stade anal: avarice, discipline excessive, refoulement et révolte.

Pratiquer la respiration profonde axée sur la zone abdominale et faire les contractions de Kegel au moins 100 fois, 2 fois par jour, amélioreront non seulement le transit intestinal et l'expulsion des selles, mais aussi la qualité du moral.

HYPOGLYCÉMIE

Définition
Taux de glucose dans le sang inférieur à la normale (moins de 60 mg de glucose par litre de sang).

Faits
L'hypoglycémie affecte 70 % de la population à un moment ou à un autre.

Symptômes
Fatigue cyclique intense qui apparaît surtout avant les heures de repas, nervosité incontrôlable, papillons dans l'estomac, tremblements des extrémités, dépression soudaine, problèmes de concentration, appétit démesuré, somnolence diurne, palpitations.

L'hypoglycémie peut entraîner des symptômes graves de déséquilibre mental: de l'hystérie à la psychose, des pires crises de désespoir au crime. Il est donc important d'envisager la présence de cette maladie chez les dépressifs, les délinquants et tous les hypersensibles.

Causes
Hérédité; horaire de repas irrégulier; alimentation déséquilibrée; excès de stress, surmenage; tension du pancréas; dépendance à l'alcool, aux drogues ou aux médicaments.

Traitements
Alimentation

Consommer des céréales complètes à chaque repas sous n'importe quelle forme: pain, pâtes, muffins, etc.

Compléter l'apport alimentaire avec des protéines végétales (graines, noix, légumineuses) ou une petite quantité de sous-produits animaux (laitages, œufs biologiques).

Prendre une salade variée au début du repas, assaisonnée avec une huile de première pression.

Supprimer les sucres raffiné et naturel, les fruits, parfois même les féculents, les excitants (café, chocolat, thé) et les calmants (le jour).

Plantes et herbes recommandées

Pour nettoyer le pancréas: bardane, eucalyptus, raifort.

Pour stimuler le système nerveux: menthe poivrée, romarin, verveine bleue.

Pour faire monter la glycémie: fenouil, réglisse, stevia.

Pour régénérer le pancréas: aigremoine, eupatoire, fenugrec, pissenlit.

Pour donner de l'énergie, reminéraliser, rétablir l'ordre glandulaire et diminuer les chutes de glucose sanguin: dulce, laminaire, spiruline ou varech, en comprimés, en gélules, en poudre ou en teinture-mère, à raison de 2 doses par jour.

Suppléments

Suivre un traitement de régulation pendant 2 mois:

Complexe B: au moins 50 mg 2 fois par jour (après le déjeuner et le dîner);

Vitamine C et bioflavonoïdes: 1 g 2 fois par jour;

Vitamine E à 400 u.i.: 1 gélule par jour;

Niacine: 100 mg 2 fois par jour;

Calcium-magnésium chelaté: 1 g par jour en 2 prises, dont une le soir;

Lécithine non blanchie: 3 g par jour;

Enzymes digestifs combinés: 1 comprimé après les repas;

Bactéries lactiques: 3 gélules au coucher (6 milliards);

Zinc-nickel-cobalt en oligoéléments: 3 pressions ou 5 granules à jeun;

L'acide folique ainsi que le chrome, facteur naturel de tolérance au glucose, le zinc et le manganèse aident parfois où tout le reste a échoué.

Pour l'amour de soi

Plusieurs règles de vie peuvent aider à contrôler l'hypoglycémie:

Économiser son énergie et mieux la répartir;

Arrêter de brûler ses réserves constamment;

Gérer autrement son esprit et son émotivité;

Se relaxer grâce à l'exercice, à la pensée positive et à la respiration profonde pratiqués quotidiennement.

INFECTION

Définition

Multiplication de germes pathogènes dans les organes ou dans les tissus.

Symptômes

Inflammation localisée des organes ou des tissus accompagnée de douleur et de rougeur.

Mauvaise apparence et mauvaise odeur en raison de la putréfaction due aux microbes en action.

Parfois, certaines infections sont latentes et inapparentes. Elles ne sont détectées qu'en laboratoire à la suite de malaises répétés qui n'ont parfois rien à voir avec le lieu de l'infection, par exemple, un abcès dentaire osseux peut être révélé par un test d'urine.

Causes

Toxémie; trop de déchets en circulation; carences en acides gras essentiels, en protéines, en minéraux, en oligoéléments ou en vitamines; manque d'oxygène, d'exercice et de lumière; faiblesse immunitaire; inflammation bénigne non soignée; maladie contagieuse.

Traitements

Alimentation

Éviter les immunosuppresseurs: café, thé, chocolat, fritures, sucre.

Favoriser les végétaux biologiques surtout les alliacées, les crucifères, les ombellifères et les légumes racines.

Augmenter les protéines saines, les huiles de première qualité et les graines fraîches.

Plantes et herbes recommandées

Pour détruire les microbes: basilic, hydraste, menthe.

Pour stimuler le système immunitaire: ail, échinacée, thym.

Pour calmer la douleur: camomille, saule, scutellaire.

Pour resserrer les tissus: consoude, fraisier, sauge.

Suppléments

Prendre 1 g de propolis 3 fois par jour pendant 10 jours, 1 capsule de bactéries lactiques (6 milliards) avant chaque repas, 1 g de vitamine C et de bioflavonoïdes après déjeuner et dîner.

Ingérer 15 gouttes à jeun du mélange liquide cuivre-or-argent ou 3 pressions par collution 3 fois par jour.

Pour l'amour de soi

C'est le temps de mobiliser votre armée interne de bons défenseurs et d'évacuer des organismes et formes les pensées indésirables de votre être!

INFLAMMATION

Définition
Réponse locale à un traumatisme cellulaire externe ou interne.

Symptômes
Douleur plus ou moins vive, chaleur, rougeur et enflure.
Surveiller une inflammation de cause inconnue et chronique.

Causes
Hyperacidité des humeurs et du sang; déséquilibre du système nerveux ou immunitaire; irritant alimentaire, chimique ou mécanique; blessure ou choc localisé; piqûre; microbes; bactérie; virus; parasite.

Traitements

Alimentation
Favoriser une alimentation hypotoxique: variété des aliments d'origine végétale et des légumes verts.
Supprimer les poisons connus: café, alcool, tabac, sucre, charcuteries, fritures.
Privilégier les légumes dépuratifs: betterave, céleri, chou, carotte, chicorée, épinard, oseille, radis.

Plantes et herbes recommandées (usage interne et externe)
Pour détruire les microbes: cayenne, hydraste, monarde.
Pour adoucir: guimauve, mauve, orme.
Pour purifier l'organisme: échinacée, hysope, persil.
Pour resserrer les tissus: chêne, consoude, sauge, hamamélis.
Pour calmer les douleurs: camomille, lavande, lobélie.

Suppléments

Prendre les suppléments suivants:

Pro-vitamine A (bêta-carotène): 25 000 u.i. après le petit-déjeuner;

Vitamine C: 1 000 u.i. après le petit-déjeuner et à midi;

Vitamine E: 400 u.i. 2 fois par jour;

Zinc: 50 mg après le petit-déjeuner;

Manganèse-cuivre: 3 pressions 3 fois par jour avant les repas;

Bactéries lactiques: 1 gélule (6 milliards) 3 fois par jour entre les repas.

Soins corporels

Faire des enveloppements ou frictionner doucement avec de l'huile de lin ou de ricin (90 %) mélangée à de l'huile essentielle de camphre, d'eucalyptus ou de sapin (10 %).

Pour de meilleurs résultats, utiliser des huiles d'olive et de sésame avec des herbes macérées: camomille, calendule ou millepertuis.

Pour l'amour de soi

Identifier tous les conflits qui bouillonnent en soi, faire son possible pour les transposer à l'extérieur et les régler de façon positive.

INSOMNIE

Définition

Difficulté à s'endormir ou à conserver un sommeil de qualité.

En cas d'insomnie prolongée (3 heures de sommeil par nuit pendant 3 mois), les conséquences peuvent être sérieuses: dévitalisation générale, déminéralisation, problèmes digestifs, glandulaires, immunologiques et surtout neurologiques, mettant en danger la santé de n'importe quel être humain.

Symptômes

Impossibilité de trouver le repos du corps et de l'esprit, réveils fréquents.

Causes

Multiples et particulières, parfois très complexes à cerner.

Physiques

Manque de bonne fatigue, comme celle occasionnée par l'exercice physique; hypertension; hyperviscosité sanguine; bruits excessifs; ondes magnétiques ou cosmotelluriques défavorables; douleur prolongée ou répétée; troubles du foie; indigestion; bouffées de chaleur; hyperthyroïdie; parasites intestinaux; apnée du sommeil; carences en vitamines A, B, D, E, F ou en calcium, magnésium, manganèse ou zinc.

Psychiques

Soucis et problèmes sérieux, parfois insolubles; anxiété, peur de lâcher prise; stress excessif dans la journée; cauchemars.

Traitements

Alimentation

Éviter les excitants: alcool, café, chocolat, thé, viande rouge, sucre raffiné, glucides en grande quantité.

Pour le petit-déjeuner, choisir des fruits et des laitages; à midi, manger essentiellement des légumes accompagnés d'une petite ration de protéines complètes; le soir, se nourrir de céréales complètes cuites (70 % du repas), de noix ou de graines (30 %).

Plantes et herbes recommandées

Pour se relaxer: valériane en capsule ou en teinture-mère — elle est la championne des herbes relaxantes —, camomille, cataire, houblon, lavande, mélisse ou scutellaire.

Suppléments

Vitamine A (bêta-carotène): 25 000 u.i.;
Vitamine B: 50 mg 2 fois par jour;
Vitamine D: 400 u.i.;
Vitamine F: 1 g par jour d'huile de bourrache au coucher;
Calcium-magnésium: 1 g par jour;
Zinc: 50 mg par jour, de l'aluminium (en oligoélément), du tryptophane et de la mélatonine (commercialisée aux États-Unis).

Pour l'amour de soi

Il y a beaucoup de solutions pour que l'heure du coucher se transforme en moments de paix et de repos bien mérités:

Faire de l'exercice à l'extérieur, avec le plus de plaisir possible.

Suivre un rituel relaxant avant d'aller au lit: bain aux herbes, musique douce, méditation, lecture calmante pour l'âme et l'esprit.

Manger une collation aux hydrates de carbone complexes avant de se coucher (par exemple, un bol de céréales).

Poser la tête sur un oreiller d'herbes sédatives et mettre le nez sous les couvertures! (Le manque d'oxygène endort...)

Pratiquer la réflexologie: presser légèrement les globes oculaires.

Faire l'amour, rire et se faire masser font partie des solutions les plus agréables. Si malgré tout cela, vous ne vous endormez pas, il reste la promenade, la prière ou un bain de siège froid de 30 secondes.

Il faut apprendre à lâcher prise face à la réalité du quotidien pour régénérer son être dans le sommeil réparateur des cellules, des émotions et des pensées confuses!

INSUFFISANCE CARDIAQUE

Définition
Déséquilibre entre les besoins des fonctions circulatoires de tout l'organisme et les capacités réelles du muscle cardiaque.

Symptômes
Pouls irrégulier, dyspnée à l'effort, extrémités bleues et froides, congestion pulmonaire, foie douloureux, haute pression et œdème.

Causes
Angoisse; angine de poitrine; inflammations bactériennes; hypertension; artériosclérose; thrombose; déséquilibre nerveux électromagnétique; manque chronique d'apport d'oxygène au cœur.

Traitements
Tout d'abord, voir un bon cardiologue qui détectera la cause de l'insuffisance et donnera des conseils d'hygiène (voir Artériosclérose).
Toujours nettoyer le foie, l'artériosclérose étant la première cause d'insuffisance cardiaque.

Alimentation
Privilégier une alimentation hypotonique, légère et d'origine végétale.
Éviter les fritures, les matières grasses animales, le sel et le sucre.
Supprimer l'alcool, le café et les cigarettes.

Plantes et herbes recommandées
Pour nettoyer le foie: camomille, romarin, pissenlit.
Pour aider les reins: racine de chiendent, gaillet, baies de genévrier, prêle, séneçon.
Pour purifier le sang: framboisier, pissenlit, trèfle rouge.

Pour calmer les nerfs: lobélie, scutellaire, valériane.

Pour régulariser la pression: aubépine, ail, actée, muguet (en petites doses).

Pour renforcer le cœur: agripaume, aubépine, fruit d'églantier, persil, sauge.

Suppléments

Selon la gravité de l'insuffisance, pratiquer l'épuration vasculaire (voir Artériosclérose) pendant 1 à 3 mois. Informez-vous, il existe des mélanges complets déjà combinés. Prendre:

Vitamine A: 25 000 u.i. de bêta-carotène 1 fois par jour;

Vitamine B lipotropique;

Vitamine C + bioflavonoïdes: 500 mg 3 fois par jour;

Vitamine D: 400 u.i. 1 fois par jour;

Vitamine E: 400 u.i. 2 fois par jour (commencer 1 fois par jour pendant 3 semaines);

Vitamine F: 500 mg 3 fois par jour ou 3 cuillères à thé par jour d'huile de lin;

Calcium-magnésium-potassium: 1 g par jour;

Sélénium avec vitamine E: 500 µg;

Zinc: 25 mg par jour;

Iode organique: 1 goutte 1 fois par jour.

Pour l'amour de soi

Il est grand temps de prendre soin de soi, de ménager ses efforts et de suivre ces quelques conseils:

Mettre son énergie à «être» plutôt qu'à «faire».

Écouter son cœur et exprimer ses sentiments plus souvent sans se vider totalement.

Accepter l'amour.

Pratiquer la respiration consciente et profonde.

Visualiser son cœur comme un organe fort et plein de vitalité.

JAUNISSE

Définition

Maladie due à un dérangement du foie et à son inflammation, comme une hépatite, ou à un reflux biliaire dans le sang à cause d'une vésicule bouchée par des pierres.

Symptômes

Couleur jaune de la peau, du blanc des yeux ainsi que des muqueuses et de l'urine. Grande lassitude, indigestion, constipation, fièvre avec frissons, vomissements, démangeaisons, selles crayeuses.

Si la cause est infectieuse, parasitaire ou virale, les humeurs du malade peuvent être contagieuses.

Une jaunisse brusque et intense peut être le signe d'une intoxication très dangereuse et potentiellement fatale. Téléphoner au service d'urgence de l'hôpital.

Causes

Parasitose (dengue, fièvre jaune); infection virale du foie; cirrhose du foie; reflux biliaire sanguin chez le bébé né de mère hépatique ou allergie au lait maternel; intoxication médicamenteuse; mauvaise alimentation chronique; dérangements digestifs sérieux de l'estomac, du foie, du pancréas ou des intestins; carences en vitamines A, D ou F.

Traitements

Alimentation

Faire une cure de végétaux germés, de jus de carottes biologiques, de légumes frais cuits à l'étuvée.

Utiliser des huiles polyinsaturées biologiques: carthame, lin, olive.

Éviter tous les irritants: alcool, café, laitages, fritures et desserts sucrés.

Plantes et herbes recommandées

Boire 250 ml (1 tasse) par jour des tisanes suivantes avant chaque repas:
Pour combattre la malnutrition: achillée, camomille, framboisier, pissenlit.
Pour éliminer les pierres: artichaut, gaillet, romarin, verveine.
Pour désintoxiquer: aigremoine, eupatoire, écorce de chêne, chardon béni et chardon Marie.
Pour détruire le virus: buis ou chélidoine (maximum de 5 gouttes de teinture-mère 3 fois par jour), marrube, raifort.

Suppléments

Charbon végétal: 3 à 5 capsules par jour;
Facteurs lipotropiques: 1 g 3 fois par jour;
Vitamine C: 500 mg 2 fois par jour;
Vitamine E: 400 u.i. par jour.
Boire un bon tonique végétal à base de betteraves, de carottes, de céréales germées et de plantes reminéralisantes, boire par exemple, 20 gouttes de chlorophylle dans de l'eau, 3 fois par jour.

Pour l'amour de soi

Certaines règles aident l'organisme à reprendre des forces:
S'exposer au soleil raisonnablement.
S'octroyer un repos presque total, la paix de l'âme et de l'air pur chaque jour, dans la nature si possible.
Éloigner de soi toute agitation ou colère qui nuisent tant au foie.

MALADIES INFANTILES

Définition

Manifestations normales du système immunitaire qui utilise ses défenses naturelles. Elles aident le corps à se débarrasser de ses impuretés.

Se vivent chez l'adulte de manière aggravée ou déviée, par exemple, une varicelle inhibée peut devenir un zona.

Coqueluche

Maladie due à un bacille.

Symptômes

Gros rhume pendant les 3 ou 4 premières semaines, puis toux caractéristique et durable qui peut s'avérer dangereuse chez le nourrisson qui risque de s'étouffer.

Traitements

Alimentation

Éviter les aliments à mucus: laitages, banane, gruau, arachide, féculents raffinés.

Préconiser les céréales complètes, légumes verts, courges et racines, viandes jeunes et poissons de mer.

Plantes et herbes recommandées

Pour lutter contre l'infection: ail, aunée, thym.

Pour stimuler le système immunitaire: brunelle, cayenne, échinacée.

Pour éliminer les spasmes: pivoine, lobélie (3 gouttes maximum, 3 fois par jour), tussilage.

Pour liquéfier les mucus: mauve, raifort, thym.

Pour calmer les nerfs: lavande, marjolaine, cataire.

Suppléments

Manger des bonbons à la propolis et au miel: 6 par jour;

Prendre du chlorure de magnésium en poudre: 1 sachet par litre d'eau par jour (meilleur dans une tisane au miel);

Boire du sirop à l'ail et au radis noir;

Pour écourter la maladie, avaler une dose de cuivre (oligoélément) à jeun pendant 2 semaines.

Gastroentérite

Infection microbienne des muqueuses de l'estomac et des intestins.

Symptômes

Diarrhée, nausée, colique, vomissement, fièvre, sudation, fatigue.

Traitements (voir Diarrhée)

Alimentation

Boire beaucoup. Trois choix de boissons selon les besoins: de l'eau salée au sel de mer ou au tamari, de l'eau sucrée au succanat (sucre de canne très pur) ou de l'eau pure.

Manger très peu: potage, eau de riz, carotte cuite, caroube.

Plantes et herbes recommandées

Pour lutter contre l'infection: ail, fenouil, sauge.

Pour arrêter les spasmes: cataire, guimauve, marjolaine.

Pour resserrer les tissus: chêne, feuilles de fraisier et de framboisier, potentille.

Suppléments

Prendre 3 fois par jour une capsule de bactéries lactiques combinées (de 3 à 6 milliards).

Impétigo

Dermite contagieuse due à un streptocoque ou staphylocoque. Origine virale avec déclencheur allergique.

Symptômes

Bulles prurigineuses qui se rompent et s'encroûtent. Se répand rapidement, le plus souvent au visage et aux jambes.

Traitements

Plantes et herbes recommandées

Pour désinfecter les lésions: feuilles de bardane, consoude, plantain.
Pour nettoyer le sang: échinacée, sauge, scrofulaire, pensée sauvage.
Pour reminéraliser: paille d'avoine, luzerne, framboisier, ortie, prêle.

Suppléments

Vitamine C: 500 mg 2 fois par jour;
Chlorure de magnésium en poudre: 100 mg 3 fois par jour dans de l'eau.

Soins corporels

Appliquer un cataplasme d'argile verte aux herbes. Badigeonner ensuite la plaie avec un onguent.

Otite

Infection des parois de l'oreille interne ou externe due à un reflux de mucus et de cérumen.

Symptômes

Audition perturbée, douleur lancinante, nervosité anormale, sommeil difficile, perte d'appétit, main portée à l'oreille très souvent, douleur à la pression ou au souffle.

Traitements
Alimentation
Se nourrir très légèrement, éviter les aliments formateurs de mucus: arachide, banane, blé raffiné, laitages, jus de fruits acides, sucreries.

Plantes et herbes recommandées
Pour atténuer les maux d'oreilles: huile d'olive, de ricin ou de millepertuis avec ail, calendule, molène, stachys et lobélie. Enduire l'oreille 3 à 5 fois par jour avec ce mélange et masser doucement autour, puis y introduire 5 gouttes.
Pour lutter contre l'infection: ail, échinacée, thym (en tisanes).
Pour calmer: camomille, cataire, verveine.

Suppléments
Vitamine A (bêta-carotène): 25 000 u.i. par jour;
Vitamine E: 200 u.i. 2 fois par jour après le petit-déjeuner et à midi;
Vitamine C: 500 mg 2 fois par jour;
Calcium-magnésium: 500 mg 2 fois par jour.

Rougeole
Maladie due à un virus spécifique qui produit une fièvre éruptive intense.

Symptômes
Papules purulentes qui commencent à la racine des cheveux et descendent progressivement sur tout le corps.
Catarrhe muqueux du nez aux intestins.
Surinfection cérébrale ou pulmonaire (souvent mortelle dans les pays défavorisés).

Traitements
Garder l'enfant dans une chambre calme et peu éclairée. Soigner les symptômes au fur et à mesure.

Alimentation
Indiquée dans tous les cas de maladies infantiles suivantes: rougeole, scarlatine et varicelle.
Boire des tisanes pour lutter contre la déshydratation.
Diète légère: bouillons ou potages de légumes frais.
Yaourt nature.
Céréales complètes alcalines: riz, millet, quinoa.
Un peu de légumineuses digestes: tofu, pois chiches, fèves adukis.
Fruits de saison bien mûrs.
Suivre l'appétit et l'instinct.

Plantes et herbes recommandées
Pour diminuer la température: bourrache, camomille, cataire.
Pour lutter contre l'inflammation: ail, fenouil, raifort.
Pour calmer les démangeaisons: bardane, souci, mauve, poudre d'orme, plantain.

Suppléments
Vitamine C: 500 mg 2 fois par jour;
Vitamine A (bêta-carotène): 25 000 u.i. par jour;
Zinc: 20 mg par jour.

Soins corporels
Prendre des bains avec des plantes calmantes et appliquer des onguents.

Rubéole
Éruptions dues à un paramyxovirus immunisant.

Symptômes
Éruptions érythémateuses débutant au visage, puis s'étendant partout pour disparaître au bout de trois jours.
Enflure des ganglions de la tête.

Maladie infantile très dangereuse pour l'embryon d'une femme enceinte qui ne l'a jamais eue.

Traitements

Prioritairement, nettoyer le sang et le système nerveux.

Plantes et herbes recommandées

Pour lutter contre les infections sanguines et externes: bardane, hydraste (peu), patience.
Pour calmer les nerfs: basilic, cataire, lavande.
Pour purifier l'organisme: ail, échinacée, trèfle rouge.

Suppléments

Soufre en oligoéléments: 3 fois 3 pressions de collutoire un jour;
Vitamine C: 2 fois 500 mg par jour, à sucer;
Zinc: 2 fois 10 mg par jour, à sucer.

Scarlatine

Infection due à un streptocoque siégeant d'abord dans la gorge et qui, ensuite, se propage par les voies respiratoires et les muqueuses.

Symptômes

Angine rouge, langue de couleur framboise, forte fièvre, ganglions sous-maxillaires enflés, rougeurs sèches au thorax et aux plis de flexion.

Traitements

Traiter intensivement pendant 10 à 15 jours avec des antibiotiques, chimiques ou naturels, pour éviter une surinfection sanguine, tissulaire, cardiaque ou rénale.

Suppléments

Bêta-carotène: 25 000 u.i. par jour;

Vitamine C: 500 mg 2 fois par jour;
Complexe B: 50 mg 2 fois par jour;
Zinc: 20 mg par jour.

Plantes et herbes recommandées

Pour lutter contre l'infection: ail, échinacée, thym.
Pour calmer les démangeaisons: bardane, calendule, mauve.
Pour diminuer la fièvre: bourrache, camomille, cataire.

Varicelle

Maladie virale éruptive fréquente chez les enfants qui, une fois atteints, sont immunisés.

Symptômes

Éruptions à prurits commençant au thorax, puis des vésicules d'eau qui éclatent, sèchent et s'encroûtent. Complications chez les enfants traités à la cortisone seulement.

Plantes et herbes recommandées

Pour nettoyer le sang: ail, bardane, luzerne.
Pour stimuler le système immunitaire: échinacée, raifort, trèfle rouge.
Pour combattre l'allergie: lobélie (peu), groseillier, menthe.

Suppléments

Bêta-carotène: 25 000 u.i. par jour;
Complexe B: 2 fois 50 mg par jour;
Vitamine C: 2 fois 500 mg par jour;
Calcium-magnésium: 500 mg 2 fois par jour;
Zinc: 20 mg par jour.

Vers

Micro-organismes parasites qui siègent dans les intestins et le côlon. Les enfants dyspepsiques sont les plus vulnérables.

Ascaris

Ver nématode mesurant 15 cm (6 po) pour un mâle et 37,5 cm (15 po) pour une femelle qui peut pondre jusqu'à 200 000 œufs par jour. Sont évacués dans les selles, mais peuvent se retrouver dans de l'eau mal épurée ou sous les ongles, puis dans la bouche.

Symptômes

Douleurs intestinales diffuses, inflammations biliaires et hépatiques donnant des bouffées de fièvre, urticaire, allergies, démangeaisons à l'anus, nervosité, cauchemars.

Les enfants en ont au moins une fois dans leur vie, au printemps ou à l'automne. Traiter alors toute la famille.

Oxyure

Petit ver blanc et rond colonisant le côlon. Les femelles sortent de l'anus pour pondre.

Symptômes

Fatigue, hyperactivité, grincement de dents nocturnes, démangeaisons anales, vulvo-vaginites chez les filles.

Ténia (interne)

Ver parasite de l'intestin dont le plus courant et le plus long est celui du bœuf. Il peut mesurer de 2,70 m à 7,20 m (9 à 24 pieds). Il est fait d'anneaux imbriqués qu'il perd régulièrement et qu'on retrouve dans les selles.

Provoque des troubles nerveux et de l'alimentation (anorexie/boulimie) inexplicables. Amaigrissement évident et anémie.

Les deux vers suivants donnent des symptômes semblables à ceux du ténia: le bothriocéphale, ver à deux ventouses qui se trouve dans le poisson mal cuit (surtout la morue) et le solium, ver du porc.

Traitements

Surveiller le pH de l'estomac et du foie. Éviter la suralimentation et combattre la constipation.

Alimentation préventive

Éviter de manger tout ce qui risque d'en contenir.

Bien cuire la viande et le poisson (idéalement, les faire bouillir).

Faire tremper les fruits et les légumes dans de l'eau vinaigrée pendant au moins 15 minutes. Attention aux eaux mal filtrées, surtout en voyage.

Alimentation curative

Privilégier une alimentation végétale avec peu de gras et de sucre. Choisir les légumes et les fruits vermifuges: carotte, chou, citrouille (avec graines), cresson, persil, poireau, pourpier, roquette, rhubarbe, figue et papaye.

En cas d'ingestion d'aliments douteux, absorber de grandes quantités d'acides (citron, vinaigre) ou du piquant fort (chili, cayenne, gingembre).

Alimentation en cas de parasitoses

Éviter absolument les sucres raffinés, les farines blanches, les fruits et tout ce qui fermente facilement: choux, fromages, fruits secs sucrés.

Plantes et herbes recommandées

Faire les cures suivantes 3 jours d'affilée, puis recommencer 2 autres fois en attendant 10 jours entre chaque traitement.

Ascaris

Armoise ou absinthe: 3 gouttes maximum 3 fois par jour pour un enfant de 7 ans;

Cayenne en teinture-mère;

Menthe Pouliot: 7 gouttes 3 fois par jour;

Noix d'arec.

Oxyure

Absinthe ou tanaisie: 3 gouttes maximum ou 1 cuillère à thé par tasse;
Noyer noir, thym, semen-contra.

Ténia

Ail, racine de fougère mâle, scrofulaire.
Autres vermifuges: ansérine-ambroisine, chénopode, graines de citrouille,
racine de violette.
On peut utiliser toutes ces plantes en lavement.

Suppléments

Ail en suppositoire huilé pur: 3 soirs de suite. Répéter 3 fois le traitement
avec 10 jours d'écart.
Cure au charbon végétal activé: 3 fois 2 capsules par jour pendant 3 jours
d'affilée plus 3 fois 3 cuillères à soupe d'huile de carthame ou de noix (en
vinaigrette) pendant aussi 3 jours de suite pour faciliter l'évacuation des
parasites. Répéter l'opération 3 fois.
Vitamine A: huile de foie de flétan 10 000 u.i. pendant un mois;
Complexe B: 50 mg 2 fois par jour (la levure de bière est indiquée);
Vitamine C: 500 mg 2 fois par jour;
Multiminéraux (calcium-magnésium): 500 mg 2 fois par jour.

Soins corporels

Avoir une bonne hygiène générale en prenant surtout soin des mains.
Désinfecter la literie et les vêtements tout de suite après la cure avec de l'eau
de Javel, du vinaigre ou de l'iode organique et les exposer aux rayons solaires.

Pour l'amour de soi

L'environnement dans sa globalité doit être débarrassé des parasites. À la
campagne, il faut vérifier l'état du champ d'épuration et éviter de se pro-
mener pieds nus dans une terre engraissée au fumier.
Côté psychologique, repousser en même temps ses propres parasites en ne
se laissant pas envahir par les idées noires ou dérangeantes.

NERVOSITÉ

Définition
Hyperexcitation chronique ou passagère du système nerveux.

Symptômes
Nervosité; fatigue anormale ou excitation mentale, physique et verbale constante; maux de tête; grimaces; tremblements; palpitations cardiaques; insomnies; difficultés de concentration; manque d'endurance; amaigrissement; tristesse; cris et pleurs trop fréquents.

Causes
Stress intensif; surmenage; troubles physiologiques; problèmes psychiques résurgents; refoulement d'émotions; refus profond d'une situation; manque d'amour et d'attention; attentes trop élevées et pression trop grande envers soi-même ou envers autrui; carences nutritives réelles; cumul d'intoxications par des substances chimiques.

Traitements
Alimentation
Éviter les excitants: alcool, café, sucre.

Favoriser surtout les légumes verts, les céréales complètes, les noix, les graines et les protéines bien balancées à chaque repas (répartir ses protéines, par exemple, 20 g par repas pour régulariser la glycémie).

Manger des aliments qui favorisent l'élimination (voir Constipation).

Plantes et herbes recommandées
Pour renforcer le système nerveux: bourrache, origan, angélique, réglisse, thym.

Pour calmer les tensions: avoine, mélisse, millepertuis, sapin, marjolaine, verveine.

Pour combattre le stress: basilic, coriandre, romarin.
Pour calmer les nerfs: cataire, grande camomille, houblon, scutellaire, valériane.

Suppléments
Faire le traitement suivant:
Complexe B: 100 mg 2 fois par jour;
Magnésium: 500 mg;
Calcium: 1 g;
Zinc: 50 mg;
Lécithine: 500 mg 3 fois par jour;
Huile de bourrache et d'onagre: 1 g 2 fois par jour;
Cuivre-or-argent (fatigue chronique): à jeun, 3 pressions par collutoire 3 fois par jour ou 5 granulés 3 fois par jour.
Faire une cure au charbon végétal activé en cas de longue intoxication.

Pour l'amour de soi

Les conseils pour éliminer la nervosité sont nombreux et éclectiques. En voici quelques-uns qui sont essentiels:
Prendre du recul par rapport au quotidien.
S'accorder des temps de réflexion, de silence, de méditation et de visualisation.
Respirer profondément.
Mémoriser des credos stimulants.
Changer ce que l'on peut changer.
Remettre ses priorités en question.
Fréquenter des gens joyeux et des enfants.
Demander de l'aide à un thérapeute valable.
Faire de l'exercice physique régulièrement et à l'extérieur de préférence.
Rire au moins 40 fois par jour.
Chanter et danser le plus souvent possible.
Reprendre contact avec la nature et en profiter pleinement.

OSTÉOPOROSE

Définition
Perte graduelle de la masse osseuse. Ostéomalacie: ramollissement des os par résorption diffuse du calcium. Plus fréquent chez les enfants (rachitisme).

Symptômes
Spasmes musculaires et nerveux, insomnie, prédisposition aux fractures, surtout du bassin et des membres inférieurs.

Causes
Hérédité chargée; mauvaise absorption du calcium; manque de cofacteurs; manque d'exercice et de soleil; alimentation carencée ou surchargée en calcium assimilable; médication: aspirine, anticoagulants corticostéroïdes, synthroïdes (hormones thyroïdiennes en comprimés), diurétiques; hyperacidité digestive et sanguine; excès de stress; déséquilibres hormonaux.

Traitements
Alimentation
Privilégier les produits laitiers biologiques et fermentés (yaourt, fromage au lait cru, chèvre) en quantité raisonnable, non additionnés de vitamine D synthétique (ergostérol irradié), les produits de la mer (algues et petits poissons), les champignons et les légumes verts, les petits fruits rouges et noirs, les graines et le beurre de sésame, les amandes.

Éviter de consommer trop de matières grasses (dérapage intestinal), de fibres (acide physique, oxalates), de sucre, de protéines, de phosphore, d'hormones féminines (surtout dans le bœuf, les laitages, le poulet et les œufs) et enfin, de café.

Faire macérer un œuf avec sa coquille toute une nuit dans 250 ml (1 tasse) de vinaigre de cidre. Boire ce mélange dilué pendant une semaine.

Se servir du gomasio comme assaisonnement salé: griller des graines de sésame, les moudre avec des algues, de l'ortie, du romarin et du sel de mer gris.

Plantes et herbes recommandées
Riche en calcium assimilable: avoine (paille), framboisier, camomille, ortie, potentille.
Riche en cofacteurs utiles: échinacée, fenugrec, luzerne, oseille, pissenlit, prêle, trèfle.
Boire 250 ml (1 tasse) par jour d'une macération d'algues aramé, hiziki ou nori.

Suppléments
Prendre des suppléments de calcium assimilable seulement pendant quelques semaines.
Rajouter des cofacteurs du calcium.
Pour 1 g de calcium: 5 000 u.i. de vitamine A, 500 mg de vitamine C et bioflavonoïdes, 400 u.i. de vitamine D, 500 mg de phosphore, 500 mg de magnésium, 100 mg de silice, 20 mg de zinc, 15 mg de fer et 3 mg de bore.
Ces éléments se retrouvent presque tous combinés naturellement dans les végétaux verts.

Pour l'amour de soi
L'ostéoporose peut être combattue par des moyens simples et agréables:
Faire 20 minutes d'exercice à l'extérieur, 3 fois par semaine, en mettant l'emphase sur la souplesse articulaire et la force musculaire.
Prendre des bains de soleil (sauf entre 11 h et 15 h), bouche ouverte, bras et jambes dénudés.
Apprendre à rester calme.
Se visualiser actif et solide pour longtemps.

PALPITATIONS ou TACHYCARDIE

Définition
Battements cardiaques accélérés ou anormaux.

Symptômes
Accélération du rythme cardiaque, sensation d'oppression souvent accompagnée d'angoisse.

Causes
Fièvre; panique; faiblesse organique; intoxication sanguine; problème cardiaque fonctionnel; taux de cholestérol élevé; ménopause; hyperthyroïdie; hypoglycémie; hypertension; anémie; allergies; indigestion grave.

Traitements
D'abord, trouver la vraie cause, qu'elle soit glandulaire, digestive, infectieuse, immunitaire, toxique ou nerveuse.

Alimentation
Favoriser les hydrates de carbone complexes (pâtes, pain, etc.), les légumes verts, les racines, les légumineuses bien cuites, les céréales biologiques complètes, les poissons de mer et les algues.
Éviter les excitants: alcool, café, sucre, viande rouge, additifs et colorants chimiques.

Plantes et herbes recommandées
Pour calmer les nerfs: ail, aubépine, bourse-à-pasteur, séneçon, valériane, verveine.
Pour tonifier le cœur: agripaume, cayenne, églantier, persil, sauge.
Pour relaxer le diaphragme (problème de digestion): ache, anis, coriandre, estragon, menthe, réglisse.

Pour nettoyer le sang: bardane, échinacée, patience, trèfle, sauge.
Pour neutraliser le pH: paille d'avoine, framboisier, prêle, ortie.

Suppléments
Prendre du calcium-magnésium et ses cofacteurs (voir Ostéoporose) au moins 1 000 mg par jour.
Rajouter de la vitamine E en doses progressives de 100 à 800 u.i. de 1 semaine à 2 mois; de la vitamine F (huiles de bourrache et d'onagre), 3 capsules de 500 mg par jour.

Pour l'amour de soi
Contrôler les battements de son cœur ou les émotions est une question d'apprentissage.
Diminuer les battements du cœur par la concentration, la méditation et la visualisation.
Respirer profondément.
Chasser les émotions nuisibles et les sources d'irritation.
Exprimer enfin ses sentiments.
Ralentir le rythme de vie.
Faire de l'exercice à l'extérieur.

SCIATIQUE

Définition
Inflammation du nerf sciatique.

Symptômes
Douleur lancinante, surtout lors de mouvements, tout le long du trajet du nerf.

Causes
Cristallisations anormales autour des vertèbres et du lieu de sortie des nerfs périphériques; déplacement vertébral; hernie discale; arthrose; pathologie rénale.

Traitements
En premier lieu, faire une radiographie pour évaluer s'il s'agit d'une lésion mécanique ou d'usure. Ayez recours aux services d'un chiropraticien ou d'un ostéopathe en cas de déplacement vertébral.

Alimentation
Avoir une alimentation principalement végétarienne avec beaucoup de cucurbitacées, de crucifères, d'alliacées, de racines avec une base de céréales complètes.

Plantes et herbes recommandées
Pour lutter contre l'inflammation: sureau, romarin, thym.
Pour calmer la douleur: camomille, lavande, saule.
Pour régulariser le pH rénal: gaillet, racine de persil, prêle.
Pour régulariser le pH sanguin: ail, bardane, patience, pensée sauvage, thym.

Suppléments

Faire le traitement suivant:

Complexe B: 50 mg 2 fois par jour;

Vitamine C: 2 fois par jour;

Chlorure de magnésium: 100 mg 3 fois par jour;

Manganèse-cuivre en oligoéléments: 3 pressions 3 fois par jour ou 5 granules 3 fois par jour.

Soins corporels

Appliquer alternativement de la glace et de la chaleur humide, un onguent mentholé ou un emplâtre chinois.

Utiliser l'huile suivante en massage ou en compresse et ajouter de la chaleur en cas d'étirement musculaire, de lumbago, de douleur articulaire, de névralgie et de tension musculaire.

Recette: Dans ⅔ d'huile d'olive et ⅓ d'huile de ricin, ajouter, à parts égales, de l'arnica, de la calendule, de la camomille, de la menthe et du thé des bois.

Laisser macérer un mois, puis filtrer. Se garde un an à l'abri de la lumière. On peut aussi se servir des plantes et des solutions utilisées en cas d'inflammation, d'arthrite ou de bursite.

Pour l'amour de soi

Pour éliminer le plus possible de tensions, il existe une règle d'or qui est de diminuer le stress et d'harmoniser le corps avec l'esprit.

SYNDROME PRÉMENSTRUEL ET MENSTRUATIONS

Définition

Ensemble des signes qui précèdent le cycle menstruel et accompagnent les menstruations.

Symptômes

Douleur plus ou moins lancinante dans le bas-ventre, crampes spasmodiques, acné, peau grasse, teint luisant, cheveux gras, émotivité exacerbée, nervosité, bouffées de chaleur, crises de larmes, dépression, hyperexcitation, fatigue anormale, rages de sucre.

Causes

Déséquilibre hormonal génital (œstrogène et progestérone); foie lent et saturé; carences en vitamines B6, Complexe B, D, E, F, calcium et magnésium; hypo ou hyperglycémie; endométriose; maladie vénérienne; candida albicans; allergie alimentaire; problème sexuel.

Traitements

Alimentation

Éviter les irritants: alcool, café, sucre, mauvais gras, laitages, sel, aliments industriels (surtout la semaine avant les menstruations).

Supprimer les allergènes en cas de prédisposition aux allergies (voir Allergie).

Privilégier l'alimentation végétale, variée et vivante, les légumes hydratants (courges, légumes verts, racines), les alliacées (ail, échalote, oignon, poireau), les choux et le persil.

Manger des hydrates de carbone complexes et des protéines pour couper le désir de sucres simples.

Boire beaucoup d'eau.

Éviter le tabac.

Plantes et herbes recommandées (en tisane chaude ou froide)
Pour aider le foie: camomille, chardon béni, menthe, romarin.
Pour régulariser la glycémie: racine de bleuet, coriandre, pissenlit.
Pour augmenter l'énergie: angélique, cayenne, réglisse, violette.
Pour diminuer les douleurs: alchémille, framboisier, sauge, vitex.
Pour diminuer la rétention d'eau: barbe de maïs, pissenlit, sureau.
Pour soulager rapidement les malaises: camomille avec pissenlit et sauge.
Pour soigner la constipation: cascana, liseron, rhubarbe.

Suppléments
Suivre le traitement suivant:
Complexe B: 50 mg par jour;
Vitamine B6: 100 mg 2 fois par jour;
Vitamine D: 400 u.i.;
Calcium-magnésium: 500 mg 2 fois par jour;
Huile d'onagre: 500 mg 2 fois par jour.

Soins corporels
Faire des compresses de plantes en décoction concentrée, des cataplasmes d'argile épais ou mettre une bouillotte chaude sur le bas-ventre.

Pour l'amour de soi

Se répéter souvent cette pensée de l'auteur: «De jour en jour, de mois en mois, avec la nature, mes efforts et ma volonté, ma féminité m'apporte de moins en moins de douleurs et de plus en plus de bonheurs!»
Voici trois règles à respecter pour traverser cette période sans difficulté: oxygéner le sang en pratiquant un exercice régulier à l'extérieur, prendre plus de repos et être fière de sa féminité.

TOUX

Définition

Elle est due à une irritation de la trachée ou des poumons.

Expulsion d'air répétitive et violente, parfois avec expectoration.

Causes

Maladie contagieuse infantile; inflammation ou infection de la gorge, des sinus ou des poumons; pollution atmosphérique: tabac, fumée, produits chimiques volatiles; manque d'air pur; nervosité; hérédité chargée; pathologie pulmonaire passagère ou chronique; troubles digestifs (reflux stomacal).

Traitements

Bien identifier la cause de la toux, surtout si elle perdure chez le jeune enfant: asthme, bronchite, cancer, coqueluche, emphysème, grippe, pleurésie, pneumonie ou tuberculose.

Alimentation

Privilégier les liquides nutritifs pour diluer les mucosités: jus de citron et miel crémeux dans de l'eau tiède avant les repas, jus de légumes frais, bouillon de chou ou de navet.

Manger des oignons, des radis, des aliments piquants, des mucilages (graines de psyllium ou de lin trempées), des céréales alcalines (quinoa, millet, riz), des cucurbitacées, des figues et des abricots trempés.

Éviter les farines blanches sous toutes leurs formes, les produits laitiers gras, les fritures et les aliments transformés.

Plantes et herbes recommandées

Pour détruire les microbes: ail, aunée, raifort.

Pour adoucir les tissus: lin, mauve, molène.

Pour lutter contre la toux: lierre terrestre, pulmonaire, tussilage.

Pour rejeter les sécrétions: hysope, véronique, thym.

Pour calmer les nerfs: bourrache, coquelicot, lobélie.

Suppléments

Selon la cause de la toux, prendre:

Vitamine A: huile de foie de flétan 10 000 u.i. par jour (ou bêta-carotène: 25 000 u.i.);

Vitamine C: 500 mg par jour;

Vitamine F: huile d'onagre 500 mg 2 fois par jour;

Calcium-magnésium: 500 mg 2 fois par jour;

Zinc: 25 g 1 fois par jour;

Soufre: 3 pressions 3 fois par jour, en collutoire.

Ajouter de la gomme de sapin en capsules 3 fois par jour.

Boire du sirop fait de plantes pectorales et de miel (très apprécié par les enfants).

Soins corporels

En cas de toux prolongée, masser la cage thoracique avec une huile douce camphrée ou mentholée.

Pour l'amour de soi

Aucune toux ne saurait résister aux suggestions suivantes:

Se gâter en faisant un séjour près d'une forêt de conifères, en évitant le froid humide, le vent fort et le brouillard.

Prendre soin du système nerveux en recherchant le calme, la chaleur et la douceur.

En profiter pour faire un retour sur soi et éliminer les blocages émotionnels.

VERRUES

Définition

Tumeur bénigne de la peau due à un virus. Les verrues génitales ou condylomes sont à surveiller. Elles sont contagieuses, peuvent être latentes pendant 10 ans et dégénérer en tumeurs malignes, surtout chez la femme.

Symptômes

Petite excroissance rugueuse et grisâtre qui s'installe seule ou en groupe, le plus souvent sur les doigts ou sur la plante des pieds.

Causes

Faiblesse immunitaire; hérédité chargée; contagion; foie surchargé; cristallisation du dégoût de soi-même.

Traitements

Alimentation

Consommer beaucoup d'alliacées et de crucifères.

Manger des agrumes, des salsifis, du daikon, des céréales alcalines, des légumineuses germées et tous les aliments dépuratifs du sang et draineurs hépatiques: légumes colorés, céréales complètes.

Utiliser de l'huile d'olive et de carthame.

Éviter tous les poissons.

Plantes et herbes recommandées

Utilisation interne pendant 21 jours de traitement intensif: 5 gouttes de chaque teinture-mère, en capsules ou en décoction 3 fois par jour avant les repas.

Pour tuer les virus: ail, cayenne, noyer noir.

Utilisation externe, au moins 2 applications par jour: de suc d'asclépiade, de suc de chélidoine, de gomme de sapin ou de racine de sanguinaire.

Appliquer les huiles essentielles chinoises pures: Yee Tin, Po Su Mon.

Plantes recommandées

Pour le foie: artichaut, camomille, pissenlit.

Pour le sang: bardane, chicorée, patience, trèfle rouge.

Pour la lymphe: échinacée, gaillet, prêle.

Suppléments

Une cuillère à thé de fleur de soufre dans l'eau à jeun pendant 10 jours.

Prendre des mégadoses de vitamine A (bêta-carotène) le premier mois (2 fois 25 000 u.i. par jour), puis des vitamines Complexe B, C et E (usage interne et externe), du potassium, du sélénium, de la silice et du zinc (2 fois par jour). Un bon multivitamine complet (Quest, Natural Factors ou Nu-Life).

Y associer une cure pour le foie et un nettoyage du sang et de la lymphe.

Pratiques anciennes et anecdotiques

Appliquer du sang menstruel;

Frotter avec de la peau de pomme de terre ou de l'acide de batterie d'auto;

Poser une couenne de lard salé;

Badigeonner avec de l'huile essentielle de thuya;

Frotter la verrue avec un papier, plier le papier plusieurs fois sur lui-même, le jeter derrière son dos, et la personne qui ramassera le papier attrapera la verrue!

Quand un corbillard passe, crier au mort: «Apporte ma verrue, tu me la remettras de l'autre bord!»

🌿 🌿 🌿

ZONA

Aussi nommé Herpès Zooster ou feu de Saint-Antoine.

Définition

Affection causée par un virus du groupe des herpès, caractérisée par une éruption de vésicules disposées sur le trajet de certains nerfs sensitifs. Peut venir d'un virus latent qui sommeillait dans le foie de la personne atteinte ou d'une contagion (varicelle qui se transforme en zona). Le zona facial est le plus dangereux: il peut rendre aveugle.

Symptômes

Fièvre, perte d'appétit, rougeurs et petites pustules très douloureuses provoquant des démangeaisons internes et externes, et qui peuvent persister quelques semaines si elles sont mal soignées.

Causes

Épuisement nerveux et physique. Leucémie, diabète, pneumonie, intoxication aux métaux lourds.

Traitements

Alimentation

Privilégier une alimentation hypotoxique et végétale.
Supprimer les irritants: viande rouge, café, sucre raffiné, fritures.
Boire beaucoup d'eau et de tisanes.
Manger vert, vivant et varié!

Plantes et herbes recommandées

Dans le bain, en compresse, en teinture-mère (ingérée ou diluée sur la plaie), en tisane selon la gravité des symptômes. Se soigner intensivement au moins pendant un mois.
Pour stimuler le système immunitaire: ail, échinacée, ortie.

Pour calmer la douleur et les nerfs: avoine, scutellaire, valériane.
Pour nettoyer le sang: ail, pensée sauvage, plantain.
Pour détruire les microbes: patience, prêle, sauge.

Suppléments

Vitamine C et bioflavonoïdes: absorber jusqu'à 10 g par jour (en 5 doses). Pour diminuer la douleur, rajouter 400 u.i. de vitamine E, 500 mg d'huile d'onagre 2 fois par jour, 100 mg 3 fois par jour de chlorure de magnésium, 100 mg de calcium et 25 g de zinc.

En Suisse, on fait même des injections de B1 + B12.

Soins corporels

Pendant les crises, prendre des bains au soda, au sel de mer ou à la paille d'avoine. Faire des compresses épaisses avec des tisanes (plantes recommandées).

Appliquer des cataplasmes d'argile, de carotte, de chou, de pomme de terre crue ou de pulpe d'aloès.

S'enduire d'huile d'olive à l'huile essentielle de lavande (10 %) ou aux fleurs de calendule ou de millepertuis.

Exposer sa peau à l'air doux et au soleil pas trop chaud.

Pour l'amour de soi

Deux propositions pour aider la guérison:

Réexaminer son enfance et arrêter de s'user les nerfs sur des moments de vie qu'on ne peut plus changer.

Se reposer, pardonner et accueillir la sérénité.

Glossaire

Acidifiant

Produit une réaction acide en abaissant le pH en dessous de 7, ce qui a souvent un effet désinfectant, dissolvant et stimulant sur les liquides organiques. Églantier, oseille, rhubarbe.
Citron et vinaigre de cidre (usage externe).

Alcalinisant

Provoque l'assimilation, la digestion et la neutralisation des substances acides au niveau digestif, nerveux ou sanguin en élevant le pH au-dessus de 7.
Paille d'avoine, achillée millefeuille, camomille, framboisier, luzerne, ortie, prêle, salicorne, tussilage et la plupart des algues marines.
Citron et vinaigre de cidre (usage interne).

Altératif (signifie draineur, nettoyeur)

Permet de nettoyer le corps en profondeur en expulsant les toxines.
Armoise, bardane, calendule, framboisier, hydraste, ortie, patience, thuya, trèfle, salsepareille.

Amer

Saveur prononcée en bouche avec des nuances particulières pour chaque plante. Les plantes amères favorisent l'appétit, la digestion et un bon transit intestinal.
Ache, armoise, camomille, centaurée, chicorée, estragon, houblon, gentiane, savoyane.

Analgésique

Soulage et supprime la douleur.

Deux sortes de plantes: la première agit spécifiquement sur le site de la douleur (camphre, girofle, racine d'échinacée ou menthe) et la seconde inhibe la douleur via les centres cérébraux concernés (grande camomille, cataire, basilic, mélisse, saule ou spirée).

Antidiarrhéique

Agit sur la muqueuse intestinale irritée grâce à des propriétés absorbantes, astringentes, antiacides et antiseptiques.

Chêne, fraisier, framboisier, orme, potentille, sauge, salicaire.

Antilithique (dissolvant)

Empêche la formation ou favorise l'élimination des calculs, des lithiases, des pierres biliaires ou rénales.

Pour la vésicule biliaire: artichaut, camomille, chélidoine, menthe, radis noir, romarin.

Pour les reins: racine de chiendent, eupatoire, écorce d'épinette, épilobe, gaillet, genévrier, prêle.

Antiphlogistique

Combat l'inflammation locale ou générale et adoucit en cas de bosse, de furoncle ou d'enflure.

Calendula, camomille, mauve, orme, tussilage.

Antirhumatismal

Soulage les malaises articulaires inflammatoires, chroniques ou transitoires en diminuant la congestion localisée et en aidant à drainer les cristallisations anormales.

Ail, aubépine, achillée, alchémille, bardane, cayenne, genévrier, griffe du diable, ortie, prêle, saule, sureau.

Antiscorbutique

Ajoute de la vitamine C et ses cofacteurs à l'alimentation.

Aubépine, capucine, cassis, cresson, petits fruits rouges, oseille, raifort, salades très vertes.

Antiseptique

Prévient, combat ou neutralise une infection en stoppant la multiplication des micro-organismes pathogènes.

Ail, cayenne, citron, échinacée, marrube, menthe, noyer, raifort, sapin, thym.

Antispasmodique

Combat les spasmes et les douleurs d'un circuit nerveux ou du système nerveux.

Cataire, bourrache, coriandre, aspérule odorante, mélisse, menthe, lobélie, pivoine, scutellaire, sauge, valériane.

Antitoxique

Aide l'organisme à détruire, à éliminer ou à neutraliser les poisons et les toxines.

Ail, cayenne, charbon végétal activé (issu du tremble), chêne, lichen, lierre terrestre, hysope, raifort, thym.

Apéritif

Stimule le centre de l'appétit dans le cerveau et aussi les sucs des voies digestives supérieures. Prendre à jeun, avant les repas, pour un effet optimal.

Ache, anis, angélique, achillée, carvi, estragon, gentiane, menthe, tanaisie.

Aphrodisiaque

Stimule le désir sexuel par le biais des voies endocriniennes, circulatoires et neurologiques.

Ail, anis, basilic, cresson, coriandre, cayenne, gingembre, marjolaine, menthe, rose, romarin, sarriette.

Astringent
Resserre les tissus, fonction utile dans le cas de diarrhée, d'énurésie, d'écoulement ou de plaies diverses.
Aigremoine, chêne, consoude, géranium Robert, hydraste, millepertuis, noyer, potentille, sauge, savoyane, verveine.

Balsamique
A des propriétés comparables à celles du baume. Se dit des substances aromatiques résineuses utilisées pour adoucir les muqueuses respiratoires.
Camphre, eucalyptus, myrrhe, pin, sapin.

Béchique
Calme la toux et l'irritation des voies respiratoires.
Racines d'aunée, de consoude, de guimauve ou de réglisse, fleurs de mauve, de lobélie, de molène, de primevère, de tussilage ou de violette.

Cardiotonique
Augmente la tonicité, la régularité et la vascularisation du muscle cardiaque.
Ail, aubépine, agripaume, cayenne, cerfeuil, persil, sauge.

Carminatif
Prévient la formation des gaz intestinaux et favorise leur expulsion.
Anis, aneth, coriandre, gingembre, estragon, menthe, sarriette, thym.

Cathartique
Stimule légèrement les voies digestives inférieures et agit comme purgatif puissant.
Aloès, camomille, cerisier, chicorée, épinette, fenouil, mauve, menthe, romarin.

Cholagogue
Stimule les fonctions du foie et facilite l'évacuation de la bile.
Achillée, artichaut, chardon, épine-vinette, marrube, menthe, pissenlit, romarin, sauge.

Cholérétique
Stimule la sécrétion biliaire dans les voies intestinales.
Aunée, bardane, boldo, chélidoine, camomille, fenugrec, moutarde, radis noir, pissenlit, reine-des-prés, romarin.

Cholestérolytique
Dissout partiellement ou totalement des agrégats de LDL (mauvais cholestérol).
Ail, artichaut, fucus vésiculeux, olivier, pissenlit, romarin, prêle, rhubarbe, trèfle rouge.

Dépuratif
Purifie l'organisme en favorisant l'élimination des toxines et des déchets organiques, généralement du sang et de la lymphe.
Ail, bardane, bouleau, chicorée, cresson, consoude, chou, menthe, mélisse, marrube, noyer noir, pensée sauvage, saponaire, sauge, scrofulaire.

Diaphorétique (ou sudorifique)
Active la sudation facilitant ainsi l'élimination des toxines par la peau.
Achillée, ail, angélique, bourrache, cassis, cataire, camomille, eupatoire, reine-des-prés, sureau, tilleul, tussilage, verveine.

Digestif
Facilite la digestion.
Angélique, anis, coriandre, camomille, estragon, framboisier, mélisse, menthe, origan, thym, sarriette, romarin.

Diurétique
Favorise l'élimination des urines.
Ache, bouleau, chiendent, fenouil, prêle, sureau, pissenlit.

Émétique
Provoque les vomissements.
Camomille, racine d'échinacée, de sanguinaire, d'iris ou de violette, lobélie, gingembre sauvage.

Emménagogue

Provoque et régularise les menstruations.

Actées, agripaume, armoise, framboisier, hysope, menthe Pouliot, origan, romarin, rue, sauge, scutellaire, tanaisie et vitex.

Émollient

Adoucit, calme et relâche les tissus.

Atténue l'inflammation tant en ce qui concerne les muqueuses internes que les affections aiguës de la peau.

Graines de lin, de fenugrec ou de psyllium, molène, mauve, poudre d'écorce d'orme, racines de guimauve ou de réglisse.

Expectorant

Provoque l'expulsion des glaires et des mucosités obstruant les voies respiratoires.

Molène, primevère, pulmonaire, tussilage, racine de réglisse, gommes de pin et de sapin.

Fébrifuge

Combat les symptômes de la fièvre.

Bourrache, camomille, cataire, eupatoire, reine-des-prés, saule, tilleul.

Fongicide

Détruit les champignons et les levures (usage interne et externe).

Ail, cannelle, cayenne, absinthe, armoise, noyer noir, scrofulaire.

Hémostatique

Arrête les hémorragies.

Achillée millefeuille, bourse-à-pasteur, cayenne, chardon Marie, consoude, potentille argentée, véronique.

Hypertensif

Augmente la pression sanguine.

Armoise, angélique, menthe, réglisse, sauge, serpolet.

Hypnotique
Provoque le sommeil.
Aubépine, aspérule, houblon, cataire, marjolaine, tilleul, valériane.

Hypoglycémiant
Abaisse le taux de sucre dans le sang.
Aigremoine, eucalyptus, bardane, coriandre, bleuet, fenugrec, galega, ortie, noyer noir, pissenlit, réglisse.

Hypotensif
Diminue la pression sanguine.
Ail, aubépine, lavande, marjolaine, nigelle, oignon, scutellaire.

Immunostimulant
Active le système immunitaire.
Ail, basilic, bardane, cayenne, échinacée, hydraste, raifort, trèfle rouge, thym.

Laxatif
Facilite l'évacuation des déchets par les intestins.
Bourdaine, cascara sagrada, chardon Marie, chicorée, frêne, manne, rhubarbe, sureau, séneçon.

Mucilagineux
A la propriété de gonfler dans l'eau.
Aloès, guimauve, mauve, orme, psyllium, sapin.

Narcotique
Favorise le sommeil.
Aspérule, cataire, houblon, millepertuis, tilleul, valériane.

Parasiticide
Élimine tous les types de parasites qui affectent l'être humain.
Ail, absinthe, tanaisie, thym, noyer noir.

Pectoral
Soulage toutes les maladies du système respiratoire.
Anis, aunée, bouillon blanc, mauve, raifort, violette, tussilage.

Régénérant
Favorise la réparation des tissus en cas de lésion.
Achillée, calendula, consoude, mauve, plantain, sauge.

Résolutif
Facilite la disparition d'un engorgement ou d'un gonflement inflammatoire sans qu'il se forme de pus.
Ail, aigremoine, chicorée, chiendent, graine de lin, fumeterre, hysope, moutarde, saponaire.

Rubéfiant
Produit une congestion passagère et locale (par application sur la peau) qui sert à expulser les toxines, par exemple les furoncles.
Ail, gingembre, chou, figue, moutarde.

Sédatif
Calme la douleur, modère l'activité fonctionnelle exagérée d'un organe.
Basilic, grande camomille, cataire, clou de girofle, saule, scutellaire, valériane.

Stomachique
Stimule l'appétit, fortifie l'estomac et facilite la digestion gastrique.
Angélique, anis, camomille, fenouil, genévrier, estragon, houblon, menthe, verveine.

Tonique
Fortifie les organes et les tissus, redonnant de l'énergie de façon durable.
Achillée, acore odorant, ail, cayenne, luzerne, menthe, origan, ortie, raifort, sauge, sarriette et thym.

Vermifuge

Expulse les vers de l'organisme.

Ail, armoise, ansérine ambroisine, graine de citrouille, chénopode, échinacée, hysope, noyer noir, ortie, thym, serpolet, valériane.

Vésicant

Provoque la formation de pus ou de vésicules d'eau à la surface de la peau, utilisé parfois pour entraîner la décongestion d'un organe interne enflammé.

Ail, chou, géranium Robert, moutarde, oignon, ortie.

Vulnéraire

Facilite la guérison et la cicatrisation des plaies dues à des blessures, contusions ou coups même internes.

Arnica, achillée millefeuille, chêne, consoude, grindélie, eupatoire, marjolaine, millepertuis, véronique.

Termes scientifiques et médicaux

Acide aminé
Fraction d'une protéine. Il y en a 24 majeurs dans l'organisme, dont 8 regroupés qui sont essentiels à la vie.

ACV
Arrêt cérébro-vasculaire, le plus souvent dû à une asphyxie provoquée par l'obstruction d'une artère par un caillot sanguin.

Anévrisme
Rupture de la paroi artérielle.

Catarrhe
Inflammation des muqueuses avec hypersécrétion de mucus.

Diverticule
Poche ou repli de la muqueuse du côlon.

Dyspepsie
Sécrétion anarchique de sucs digestifs.

Dyspnée
Difficulté respiratoire.

Endométriose
Inflammation de la muqueuse interne de l'utérus.

Glucide ou hydrate de carbone
Molécule formée de sucres complexes.

Gras hydrogéné
Injection d'hydrogène sous pression à haute température dans des gras végétaux.

Gras monoinsaturé
Gras végétal assimilable semi-solide: olive, avocat, sésame.

Gras polyinsaturé
Est issu de gras liquides d'origine végétale. On en retrouve dans les huiles et les graines fraîches surtout le lin, les noix, le soya et le tournesol.

Gras saturé
Gras dense, stable. Reste solide à la température de la pièce: beurre, lard, gras de bœuf.

Homéostasie
Faculté de maintenir ou de rétablir l'équilibre physiologique (lymphe, sang, pression).

Lipide ou graisse
Gras y compris les huiles, le cholestérol et les hormones, ces deux derniers étant des stérols ou acides gras complexes.

Lymphe
Liquide blanchâtre qui circule entre les cellules, les nettoie, les nourrit et envoie au besoin des lymphocytes défenseurs.

PH
Potentiel hydrogène: mesure de l'acidité ou de l'alcalinité d'une substance.

Protéine (du grec *proteus* qui signifie de «première importance»)
Ensemble d'acides aminés (au moins 8 différents) essentiels à la régénération des tissus vivants.

Plaquette ou prothrombine (protéine élaborée dans le foie et précurseur des thrombocytes)
Élément du sang qui permet sa coagulation.

Topique
Médicament qui agit à l'endroit où il est appliqué sur la peau ou sur une muqueuse. Par exemple, l'absorption topique des hormones est concluante.

Virus
Micro-organisme parasite des cellules.

Les bonnes adresses

Comme toute spécialité, la naturopathie compte dans ses rangs des chefs de file expérimentés. Au Québec, ce sont surtout des femmes qui font un important travail de formation et d'éducation et qui cultivent elles-mêmes leurs produits dans de magnifiques jardins. Je tiens ici à leur rendre hommage. Il s'agit de Danièle Laberge, de L'Armoire aux herbes, qui fait un travail de culture, de guérison et de formation extraordinaire en herboristerie; de Marie Provost, de La Clé des champs, qui écrit, enseigne et fabrique des produits naturels; et enfin une herboriste urbaine, une merveilleuse chercheuse, Céline Martel, directrice de l'Académie de phytothérapie du Canada, une enseignante et une thérapeute.

Si vous décidez de faire vous-même la cueillette des plantes, il est bon de consulter un expert ou d'utiliser un bon guide comme la célèbre *Flore Laurentienne* du frère Marie-Victorin. Les guides Fleurbec sont aussi magnifiquement illustrés et évitent de bien malheureuses confusions.

Les adresses suivantes constituent les meilleures références en ce qui concerne la naturopathie, que ce soit des écoles, des jardins, des thérapeutes ou autres.

Académie de phytothérapie du Canada
«La seule école sans attache commerciale!»
5811, av. Christophe-Colomb
Montréal (Québec)
H2S 2G3
(514) 270-7529

Association Flora Québéca
80, route 116
Ulverton (Québec)
J0B 2B0
Téléc.: (819) 826-3314
Association créée par des spécialistes des végétaux sauvages et qui se porte à la défense des espèces menacées par l'insouciance humaine.

Collège des naturopathes du Québec
1375, av. Laurier Est
Montréal (Québec)
H2J 1H6
(514) 596-1122

**École d'enseignement supérieur
de naturopathie du Québec**
5811, av. Christophe-Colomb
Montréal (Québec)
H2S 2G3
(514) 728-1111 ou (514) 899-5752

**École d'enseignement supérieur
de naturopathie du Québec**
1250, av. Rodolphe-Forget, bureau 300
Sillery (Québec)
G1S 3Y7
(418) 682-2446

Guilde des herboristes du Québec (La)
743, rue Chopin
Mont-Saint-Hilaire (Québec)
J3H 4M3
(514) 536-8529
Téléc.: (514) 536-5999
Regroupement des herboristes québécois: ateliers, journal, conférences, bottin, références, etc.

Jardins du Grand Portage (Les)
800, chemin du Portage
Saint-Didace (Québec)
J0K 2G0
(514) 835-5813
Ateliers sur la culture biologique maraîchère, horticole et herboristique.
Visites guidées des jardins en été.

Jardin des Tournesols (Le)
22a, Les Plateaux
L'Anse-Saint-Jean (Québec)
G0V 1J0
(418) 272-3115 et 372-3115

Production de plantes médicinales et dérivés (onguents, teintures et tisanes de qualité).
Cours et stages. Hébergement et visites guidées des jardins en été.

Jardin O'Kelly
213, chemin Rocheleau
Sutton (Québec)
J0E 2K0
(514) 538-5587
Culture et production de plantes médicinales vivaces: pour la vente, une liste des produits est fournie sur demande. Visite des jardins en été.

La Bottine aux herbes
3778, rue Saint-Denis
Montréal (Québec)
H2W 2M1
(514) 845-1225
Boutique spécialisée dans tous les produits reliés aux herbes: accessoires, livres, herbes québécoises et biologiques.

La Clé des champs
2278, montée 2e rang
Val-David (Québec)
J0T 2N0
(819) 322-1561
Cours thématiques de fin de semaine.
Culture et production de remèdes herbaux de qualité. Ateliers et visites guidées des jardins en été.

L'Apothicaire
817, 25e Avenue
Saint-Eustache (Québec)
J7R 4K3
(514) 491-1942 et 491-5813
Jardins de plantes médicinales à visiter.
Production de produits de soins pour les enfants.

L'Armoire aux herbes
375, rang des Chutes
Ham-Nord (Québec)
G0P 1A0
(819) 344-2080 ou 344-2002
Le plus beau et le plus grand jardin d'herbes
médicinales au Québec. Cours par correspondance
de grande qualité. Ateliers thématiques et visites
guidées des jardins en été. Produits médicinaux à
base de plantes biodynamiques*.

Léo Désilets, herboriste
Herbes de l'Estrie inc.,
16, rue du Parc
Scotstown (Québec)
J0B 3B0
(819) 657-4733
Producteur de remèdes traditionnels de qualité.

Librairie Biosfaire
Les herbes de Florence
4571, rue Saint-Denis
Montréal (Québec)
1 800 613-3262
Téléc.: (514) 483-8288

Ordre des naturopathes du Québec
6731, rue Saint-Denis
Montréal (Québec)
H2S 2S3
(514) 279-4419

Anny Schneider, herboriste
et naturothérapeute nomade
Courriel: annyschneider@moncourrier.com
(450) 375-0970
Visites guidées dans la nature sur demande,
conférences, consultations sur rendez-vous à
mon bureau de Granby.

---

*Technique agricole basée sur la philosophie de Rudolf Steiner, d'origine suisse, qui consiste à ajouter des concentrés homéopathiques, au compost par exemple. On obtient des résultats remarquables (à constater dans les magnifiques jardins cultivés selon ces règles). Cette technique est identifiée par le sigle Demeter, reconnu internationalement.

Agro-biologie Info Conseils
Rue Wast
5974 Opprebais

Denolin Herboriste
47, rue de Château
1420 Brainel'Allend

Établissements Mercennier
Rue de la Crête 24
7880 Flobecq

Mathilde Lomed Herboriste
Aambachtenlaan 29
3030 Louvain
016 2266 24

Pharmaflore
Rue de l'herboristerie 40
7860 Lessines

Planteurs Réunis
Grand-Rue 55
7872 Acrem

Biomedica
18, boulevard des Philosophes
CH 1200 Genève
(22) 29 44 88
Clinique axée sur les thérapeutiques naturelles.

Les Éditions Soleil
(Publications d'excellents livres sur la santé)
32, avenue du Petit Senn
CH 1225
19 41 22 49 24 70

Fondation Soleil Dr Christian Tal Schaller
38, chemin du Bois des Arts
CH 1225
19 41 22 48 96 76
Slogan: La santé, ça s'apprend!

J.P. Martin dit Dumont
(Herboristes diplômés, fournisseurs.)
6, avenue des Communes réunies
CH 1212 Grand Lancy
(022) 17 94 29 19
Téléc.: (022) 79 42 344
Email: mar-dit-dum@vtx.ch

Pharmacie Conod
11, rue Pichau
CH Lausanne
(021) 22 75 04

**Association des consommateurs
de plantes médicinales**
19, rue Milton
75000 Paris

**Association Gaïa *Institut de recherche
et de formation sur les élixirs floraux**
11, rouste Sablée
92370 Chaville
01 43 79 90 24

G.E.R.M.E.S.
(Groupe d'études et de recherches
sur les médecines écologiques et la santé)
4, place Lorraine
49000 Angers

Journal: Médecine Naturelle et Longévité
26 bis, rue Kléber
93107 Montreuil
CEDEX
01 48 70 40 75
Téléc.: 01 48 70 40 74

**Journal *Phytotherapy*
Éditons Galiéna**
158, rue du Dessous des Berges
75013 Paris
01 45 84 97 66

Nature et Progrès
(Promotion et répertoire sur l'agriculture
biologique, recherches et information.)
14, rue Goncourt
750011 Paris
47 00 39 08 ou 47 00 60 36

L'œil ouvert
(Association des consommateurs
de produits de l'agricuture biologique.)
9, rue Cels
75014 Paris
43 35 18 33

Robert Masson
(Le meilleur auteur et naturopathe
français contemporain.)
61, chemin de la Cavée
Bourneville
60890 Marolles
23 96 95 75

Société française de phyto-aromathérapie
19, boulevard Beauséjour
75016 Paris
01 45 24 65 92

Syndicat national de l'herboristerie
2, quai Jules Courmont
62002 Lyon
04 78 49 66

«Triste époque, où il est plus facile
de rompre un atome qu'un préjugé!»

ALBERT SCHWEITZER

Conclusion

Si vous avez choisi d'acheter et de lire ce livre, c'est que vous faites déjà largement confiance à la nature et à ses bienfaits sur votre corps. Puissiez-vous utiliser largement mes conseils et ceux de mes modèles afin de vivre heureux et d'éloigner la maladie, la souffrance et le désespoir.

Faites appel au bon sens, à la discipline et à la sobriété, mais gardez toujours à l'esprit le mot «harmonie»: il fait partie intégrante d'un corps et d'un esprit sains.

Toutes ces informations recueillies au cours de 10 années d'expérience, je les ai transcrites pour l'amour de la création, mais surtout pour l'amour de vous. J'ai fait de mon mieux avec ce que la nature m'a donné.

Bonheur et santé à vous tous.

Bibliographie

Naturothérapie générale

Balch, James et Phyllis Balch. *Prescriptions for Nutritional Healing*, New York, Avery Publishing Group, 1990, 368 p.

Dextreit, Raymond. *Artériosclérose et cholestérol,* Paris, Vivre en harmonie, 1958, 47 p.; *Le foie, cet inconnu,* 1960, 159 p.; *De la vésicule à l'intestin,* 1977, 121 p.; *Les troubles digestifs,* 1962, 98 p.; *Les voies respiratoires,* 1986, 67 p.; *La colonne vertébrale, décalcification, hernies,* 1983, 68 p.; *Soins de la peau,* 1985, 87 p.; *Le cancer,* 1984, 120 p.; *La dépression nerveuse et les états névrotiques,* 1983, 71 p.

Kousmine, Catherine Dr. *Sauvez votre corps!,* Paris, J'ai lu, 669 p.

Masson, Robert. *Folies et sagesses des médecines naturelles,* Paris, Albin Michel, 1983, 334 p.; *Plus jamais d'enfants malades,* 1979, 348 p.

Polunin, Miriam et Christopher Robbins. *The Natural Pharmacy,* Vancouver, Rainbow Books, 1992, 144 p.

Verdon-Labelle, Johanne. *Soigner avec pureté,* Montréal, Fleurs sociales, 1985, 333 p.

Zaraï, Rika. *Ma médecine naturelle ou mes secrets naturels pour guérir et réussir,* Paris, Carrère, 1988, 430 p.

Phytothérapie ou médecine par les plantes

Castleman, Michael. *The Healing Herbs,* New York, Bantam Books, 1995, 681 p.

Laberge, Danièle. *Le guide santé de votre armoire aux herbes,* Ham-Nord, L'Armoire aux herbes, 1994, 422 p.

L<small>ANTIER</small>, Aldei, D^r. *Les plantes médicinales canadiennes*, Montréal, Édition Paulines, 1980, 92 p.; *Les plantes curatives*, Montréal, Éditions de mon pays, 1981, 336 p.; *Les plantes médicinales nord-américaines*, Montréal, Éditions de mon pays, 1983, 171 p.

Les Guides Fleurbec, Groupe Fleurbec:
  - *Plantes sauvages de villes et champs*, t. I, 1978, 273 p., t. II, 1983, 208 p.
  - *Plantes sauvages comestibles*, 1981, 167 p.
  - *Plantes sauvages au menu*, 1981, 159 p.
  - *Plantes sauvages printanières*, 1988, 247 p.
  - *Plantes sauvages du bord de la mer*, 1985, 286 p.

L<small>UST</small>, John. *The Herb book*, New York, Bantam Books, 1974, 659 p.

M<small>ARIE</small>-V<small>ICTORIN</small>, Frère. *La flore laurentienne*, Montréal, Presses de l'Université de Montréal, 1964, 925 p.

M<small>ESSÉGUÉ</small>, Maurice. *Mon herbier de santé*, Paris, Le Livre de poche, 1975, 414 p.; *C'est la nature qui a raison*, 1980, 281 p.; *Mon herbier de beauté*, 1980, 281 p.; *Des hommes et des plantes*, 1976, 542 p.

P<small>ALAISEUL</small>, Jean. *Nos grands-mères savaient*, Paris, Le Livre de poche, 1972, 530 p.

P<small>ROVOST</small>, Marie. *Les plantes qui guérissent*, Saint-Augustin de Portneuf, Bibliothèque québécoise, 1991, 172 p.

T<small>REBEN</small>, Maria. *La santé à la pharmacie du Bon Dieu*, Steyr (Autriche), Éditions Ennstahler, 1996, 112 p.

V<small>ALNET</small>, Jean. *Phytothérapie*, Paris, Le Livre de poche, 1995, 639 p.

W<small>EED</small>, Susun. *Healing Wise*, Woodstock, Ash Tree Publishing, 1989, 295 p.

A<small>LIMENTATION</small> <small>NATURELLE</small>

A<small>UBERT</small>, Claude. *Une autre assiette*, Paris, Debarol, 1979, 297 p.; *Dis-moi comment tu cuisines, je te dirai comment tu te portes*, Paris, Terre vivante, 1987, 159 p.

F<small>RAPPIER</small>, Renée. *Le guide de l'alimentation saine et naturelle*, Montréal, Éditions de l'Asclépiade, t. I, 1983, 352 p. t. II, 1986, 352 p.; *Le guide des bons gras*, 1995, 403 p.

M<small>OORE</small>, Francis. *Sans viande et sans regret*, Montréal, L'Étincelle, 1976, 348 p.

STARENSKYJ, Danièle. *Le mal du sucre*, Richmond, Orion, 1981, 348 p.; *Les hommes malades des bêtes*, 1984, 241 p.; *Le bébé et sa nutrition de 0 à 2 ans*, 1990, 221 p.

ORTHOTHÉRAPIE MOLÉCULAIRE

DAVIS, Adèle. *Les vitamines ont leurs secrets*, Paris, Tchou, 1982, 327 p.

GRASSETTE, Grace. *La santé physique, mentale et spirituelle*, Paris, Astra, 1978, 332 p.

LESSER, Michael. *La thérapie des vitamines et de l'alimentation*, Paris, Terre vivante, 1987, 222 p.

MERVYN, Léonard. *Le livre des vitamines*, Montréal, Les Éditions de l'Homme, 1986, 393 p.

PEARSON, Duck et Sandy SHAW. *Vivre mieux et plus longtemps*, Montréal, Éditions de la Presse Ltée, 1984, 639 p.

PFEIFFER, Carl. *Zinc and Other Micro-Nutrients*, New Cannan (Connecticut), Pivot Original Health Book, 1978, 242 p.

RUEFF, Dominique. *La bible des vitamines*, Paris, Albin Michel, 1993, 327 p.

SIMONETON, André. *Radiations des aliments, ondes humaines et santé*, Paris, Le Courrier du livre, 1971, 295 p.

LES VOIES DE L'ÂME

DOLTO, Françoise. *La difficulté de vivre*, Paris, Le Livre de poche, 1986, 573 p.

LOWEN, Alexander, D^r. *La dépression nerveuse*, Montréal, Le Jour éditeur, 1975, 288 p.; *Lecture et langage du corps*, Sainte-Foy, Tchou, 1977, 364 p.; *Le bonheur sexuel*, Montréal, France-Amérique, 1985, 310 p.

ROSENBERG, Jack Lee. *Le corps, le soi et l'âme*, Montréal, Québec/Amérique, 1989, 416 p.

RUBIN, Théodore Isaac, D^r. *Trouver la paix en soi et avec les autres*, Montréal, Les Éditions de l'Homme, 1989, 263 p.

Table des matières

Quatrième partie
Les maladies courantes et leurs traitements naturels

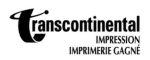

Transcontinental
IMPRESSION
IMPRIMERIE GAGNÉ

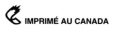

IMPRIMÉ AU CANADA